Entwicklungsziel Gesundheit

Challenges in Public Health

Editor: Prof. Dr. Oliver Razum, Bielefeld

Formerly/früher: Medizin in Entwicklungsländern
Herausgegeben von
Prof. Dr. Hans Jochen Diesfeld, Heidelberg

Band 61

PETER LANG
Frankfurt am Main · Berlin · Bern · Bruxelles · New York · Oxford · Wien

Walter Bruchhausen
Helmut Görgen
Oliver Razum
(Hrsg.)

Entwicklungsziel Gesundheit

Zeitzeugen der Entwicklungszusammenarbeit blicken zurück

PETER LANG
Internationaler Verlag der Wissenschaften

Bibliografische Information der Deutschen Nationalbibliothek
Die Deutsche Nationalbibliothek verzeichnet diese Publikation in der Deutschen Nationalbibliografie; detaillierte bibliografische Daten sind im Internet über http://dnb.d-nb.de abrufbar.

Gedruckt auf alterungsbeständigem, säurefreiem Papier.

ISSN 1863-768X
ISBN 978-3-631-61427-3

www.peterlang.de

Einführung:
Die Geschichte der deutschen Entwicklungszusammenarbeit im Gesundheitsbereich als Thema von Erinnerung und Forschung

Schlagworte wie „*International Health*", „*Global Health*" oder „*World Health*" zeigen an, dass die Verbesserung der Gesundheitssituation in Entwicklungsländern durch immer wieder neue Ansätze angestrebt wird – von denen sich aber im Rückblick auf frühere Zeiten viele als gar nicht so neu erweisen. Gesundheitsprogramme als Voraussetzung für wirtschaftliche Entwicklung, Seuchenbekämpfung auf der Grundlage aktueller wissenschaftlicher Erkenntnisse, Einbeziehung von Mitarbeiterinnen und Mitarbeitern aus den Dorfgemeinschaften und der „traditionellen" Gesundheitsversorgung, flächendeckende Impfprogramme, Ernährungsberatung und Hygieneaufklärung, internationale Kooperationen und Organisationen – all das hat es immer wieder gegeben. Deshalb ist der Blick zurück nicht in erster Linie nostalgische Erinnerung, die er bei der nötigen Selbstkritik auch sein darf, sondern vor allem eine Vergewisserung, unter welchen Bedingungen und von wem solche Aktivitäten akzeptiert oder abgelehnt wurden, erwünschte oder unerwünschte Auswirkungen hatten, von Dauer oder kurzfristig waren.

Historische Forschung: bisherige Interessen und neue Aufgaben

Die Erforschung europäischer Beteiligung an Entwicklungen in anderen, vor allem südlichen Erdteilen wird seit einigen Jahren und Jahrzehnten im Rahmen von neuen Gebieten wie „*Postcolonial Studies*", „*Global History*" oder „*Entangled History*" intensiv betrieben. Dabei ist für die Kolonialzeit gerade die Geschichte der Kolonialmedizin ein besonders ergiebiges Forschungsgebiet geworden. Für die Zeit nach Erlangung der politischen Unabhängigkeit, vor allem seit den 1960er Jahren, wurde in den bereits vorliegenden historischen Studien der Gesundheitsbereich insgesamt weitaus weniger berücksichtigt. Deshalb erscheint die Geschichte der deutschen Entwicklungszusammenarbeit (EZ) im Gesundheitssektor als bisher nicht etabliertes Forschungsfeld, das aber sowohl für die internationale Gesundheitspolitik als auch für die historische Erforschung der Entwicklungshilfe aufschlussreich sein kann. Nach einem halben Jahrhundert west- und ostdeutscher Ansätze, Programme und Projekte zur medizinischen Entwicklungshilfe ist die Zeit für einen Überblicksversuch reif. Dabei sind für eine ganze Reihe von Fragen anschlussfähige Einsichten in Veränderungen zu erwarten, nämlich insbesondere für das Verhältnis

- zwischen staatlicher und nicht-staatlicher EZ
- zwischen kurativen und präventiven Ansätzen
- zu anderen Sektoren der EZ
- zur medizinischen Entwicklung und Wissenschaft in den Industrienationen
- zum Aufstieg der internationalen medizinischen Not-, Katastrophen- und Wiederaufbauhilfe.

Zu fragen wäre dabei ebenso, welche Beiträge Deutschland zum Konzept von *Primary Health Care* geleistet hat, wie sich dieses Konzept in der deutschen EZ auswirkte, wie die deutsche Vorbereitung von Personal für die EZ im internationalen Vergleich aussah.

Die Tagung: Begegnung von historischer Forschung und Praxiserfahrung

Als Pilotprojekt zu einer solchen Erforschung veranstaltete das Medizinhistorische Institut der Universität Bonn am 25./26. Juni 2009 eine einschlägige Tagung in Bonn. Das Institut beschäftigt sich im Rahmen eines Arbeitskreises Ethnomedizin/Medical Anthropology schon seit bald 20 Jahren intensiv mit Medizin im globalen Austausch. Die Tagung wurde in Zusammenarbeit mit der Gesellschaft für technische Zusammenarbeit (GTZ) organisiert, die im Auftrag des Bundesministeriums für wirtschaftliche Zusammenarbeit und Entwicklung (BMZ) das Vorhaben personell und finanziell unterstützte.

Das erste Ziel der Fachtagung bestand in einer Bestandsaufnahme der laufenden geschichts- und kulturwissenschaftlichen Forschungen zu einschlägigen deutschen Aktivitäten der EZ im Gesundheitsbereich. Dazu wurden durch direkte Ansprache und eine öffentliche Ausschreibung Wissenschaftler eingeladen, die sich mit Fragen aus diesem Bereich beschäftigen. Der erste Tag bestand entsprechend aus einer Reihe von akademischen Vorträgen, um die bisherige Forschung darzustellen und zu diskutieren.

Das zweite, etwas ungewöhnlichere Ziel war die Erschließung neuer Quellen zur Geschichte der deutschen EZ. Die hierzu Eingeladenen sollten aus ihren eigenen beruflichen Erfahrungen Sichtweisen und Informationen beitragen, die in vorliegenden publizierten und unpublizierten Dokumenten vielleicht fehlen oder weniger präsent sind. Dieses Programm des zweiten Tages verdankt sich einer Anregung des britischen *Wellcome Trust*. Er hat eine Reihe von Zeitzeugengesprächen zu verschiedenen Themen der Medizin im 20. Jahrhundert, darunter auch zur britischen medizinischen Forschung in Afrika, in oft höchst informativen und unterhaltsamen Bänden dokumentiert. Entsprechend wurden führende, schon (offiziell) im Ruhestand befindliche deutsche Vertreter von Organisationen eingeladen, die den Bereich der Entwicklungszusammenarbeit im Gesundheitssektor maßgeblich prägten. Es ist bemerkenswert, dass alle angefragten Zeitzeugen der Einladung folgten, sie teilweise mit spürbarer Begeisterung annahmen. Zur Moderation dieses Tages konnte zusätzlich zu den Vertretern von Medizinhistorischem Institut (Walter Bruchhausen) und GTZ (Helmut Görgen) noch Oliver Razum gewonnen werden, der aus langjähriger Arbeit in diesem Bereich und als Leiter der Abteilung Epidemiologie und *International Public Health* an der Universität Bielefeld mit den deutschen Akteuren und Programmen im weltweiten Gesundheitssektor vertraut ist.

Durch die Berufsfelder und Interessen der Zeitzeugen erweiterte sich die Thematik über die ursprüngliche, oben genannte Themenliste hinaus. Hinzu kamen beispielsweise Fragen zum Verhältnis von internationaler EZ und deutscher EZ-Politik, zur Beziehung zwischen (neuen) „vertikalen" und „horizontalen" Programmen und insbesondere zum Scheitern von PHC.

Diese Vorträge, Erinnerungen, Gespräche, teilweise hitzigen Diskussionen werden im vorliegenden Band vollständig dokumentiert. Durch eine zusätzliche Unterstützung von Seiten der GTZ konnte die ganze Tagung durch ein professionelles Filmteam aufgezeichnet und dies zu einem ebenso inhaltsreichen wie ansprechenden Dokumentationsfilm geschnitten werden.

Zur Vorbereitung: Die Anregungen für die Zeitzeugen

Im Vorfeld der Tagung erhielten die eingeladenen Zeitzeugen als Anregung für ihre Vorträge und Diskussionsbeiträge einen orientierenden Text. Er wird im Folgenden vollständig wiedergegeben, um den Entstehungskontext dieser oralen Quellen offen zu legen.

„Das übergeordnete Anliegen der Tagung besteht darin, das Feld der deutschen EZ im Gesundheitsbereich für eine historische Erforschung zu erschließen. Gerade bei geringem zeitlichem Abstand ist es in der Geschichtsschreibung von zentraler Bedeutung, sich über die gewählten oder möglichen Annäherungen und Perspektiven Rechenschaft zu geben, sehr spezielle von breit geteilten Interessen, Binnen- von Außenansichten zu unterscheiden. Jede Bearbeitung ist eine Selektion, doch es gibt auch immer eher repräsentative und eher willkürliche, besser und schlechter begründete Auswahl.

Deshalb geht es in gleicher Weise um die Inhalte der einzelnen Vorträge wie die Diskussion darüber. Denn so lässt sich abschätzen, ob es sich z.B. eher um die Sichtweise einer einzelnen Institution oder Person handelt, die von anderen Akteuren und bisherigen Forschungen so nicht geteilt wird und sich deshalb hier vielleicht ein entsprechender Forschungsbedarf zur Klärung eröffnet. Von daher ergibt sich die Notwendigkeit, die Beiträge strikt auf 15 – 20 Minuten zu begrenzen, um eine ebenso lange Aussprache darüber zu ermöglichen.

Langjährig Verantwortliche der EZ und historisch Forschende zusammenzubringen, stellt Ansprüche an beide Seiten, die über die gewohnten Treffen im jeweiligen Kollegenkreis hinausgehen. Deshalb seien einige Hinweise erlaubt, die für die jeweils eine Seite vielleicht banal klingen, die andere aber durchaus als hilfreich empfinden kann.

Eine Diskussion der EZ im Gesundheitsbereich, die (geschichts-)wissenschaftlichen Ansprüchen genügt, kann nicht in einer Wiederholung der Darstellungen in Programmen, Berichten und Stellungnahmen bestehen. Eine medizinhistorische Betrachtung der EZ weitet vielmehr den Blick auf die verschiedenartigen Einflussfaktoren und Determinanten der EZ, um ihre Dynamik und Entwicklung besser zu verstehen.

Medizinhistorisches Anliegen ist, offizielle oder gängige Geschichte ‚gegen den Strich zu bürsten', die oft allzu glatte Darstellung ‚aufzurauen', wie es im Jargon heißt. Damit ist keineswegs eine Art Denunziation gemeint, also etwa grundsätzlich Erfolgs- in Misserfolgsgeschichten, Befreiungs- in Unterdrückungsszenarien verwandeln zu wollen, gute Absichten oder fachliche Expertise zu bezweifeln. Es geht vielmehr darum, die geläufige ‚große Erzählung' (‚*master narrative*') daraufhin zu befragen, ob nicht z.B. doch entscheidende Alternativen zur Debatte gestanden hatten und es manchmal eher zufällige persönliche oder institutionelle Konstellationen, und nicht angeblich zwangsläufige Entwicklungen waren, die für bestimmte Konzepte den Durchbruch oder aber das Ende bedeuteten.

Nicht nur die Neurowissenschaften lehren uns, dass unser Gedächtnis aus Erinnerungsstücken immer neue Geschichten formt, dass wir nachträglich Sinnzusammenhänge zu konstruieren bereit sind, die von den Geschehnissen selbst nicht herzustellen sind. Deshalb besteht die Herausforderung darin, nicht nur die eigene (aktuelle) Sicht der Vergangenheit zu präsentieren, sondern durch Rückkehr zu den Quellen, z.B. einzelnen Dokumenten, die eigene Sicht auf ihre Plausibilität hin zu überprüfen und eventuell zu revidieren oder zu belegen.

Gegenüber dem Blick der Geschichtsschreibung auf Rahmenbedingungen und kontingente Situationen ist die Reflexion innerhalb der EZ selbst sehr stark ergebnisorientiert. Die zunehmend formalisierte Evaluation bleibt der Goldstandard des Blicks auf Programme und Projekte. Theorie und Praxis der Evaluation können damit für Historiker durchaus lehrreich sein, weil es das methodische Ideal mancher sozialhistorischer Ansätze anhand einer Historikern kaum je verfügbaren Vollständigkeit des Datenmaterials umzusetzen vermag. Auch wenn diese Form der quantitativen Sozialgeschichte heute weniger vertreten ist, wird dies geschichtswissenschaftlich nicht bedeutungslos, weil der Austausch so gewissermaßen auch einen Rückblick in die jüngere Geschichte der Geschichtsschreibung bietet."

Zur Bearbeitung der Zeitzeugenbeiträge: zwischen Authentizität und Lesbarkeit

Bei den Zeitzeugenbeiträgen handelt es sich nicht um artikulationsgetreue Transkriptionen, wie sie der Auswertung von Interviews in ethnographischer Feldforschung zugrunde gelegt werden. Da lesbare und verständliche Texte für eine breitere Leserschaft entstehen sollten, war eine Bearbeitung der gesprochenen Sprache unumgänglich.

Anders als bei einem üblichen Sammelband von Autoren-Beiträgen musste als authentische Dokumentation von Vortrag und Gespräch das Engagement des Vortrags und der Diskussion spürbar bleiben. Dieser Balanceakt führte für die Überarbeitung der wörtlichen Tonband-Abschriften zu verschiedenen Grundsätzen, die jedoch nötigenfalls auch flexibel gehandhabt wurden. Bloß moderierende, verbindende und eher floskelhafte spontane Zusätze sowie allgemeiner Dank, Lob und Organisatorisches wurden weitgehend gestrichen. Füllwörter wurden entfernt und ungrammatische Satzstellungen behutsam korrigiert. In einer gewissen Annäherung an übliche wissenschaftliche Beiträge wurden erläuternde und belegende Fußnoten, insbesondere zu angesprochenen Publikationen und Personen eingefügt. Abkürzungen wurden beim ersten Auftauchen erläutert und nur verwendet, wenn sie auch so gesprochen wurden, nicht zur Verkürzung des Schrifttextes.

Die Bearbeitung sollte auch dafür sorgen, dass nichts stehen bleiben musste, was von den Zeitzeugen selbst nachträglich oder von den Herausgebern als falsche Information, despektierlich oder allzu missverständlich empfunden wurde. Allerdings sollten die Eingriffe keineswegs so tief gehen, dass der ursprüngliche Gesprächsbeitrag nicht mehr wieder zu erkennen war. Was nach späterem Urteil der Zeitzeugen ganz fehlte, konnte nachträglich nicht mehr eingebracht werden, was von anderen angefragt wurde, nicht verändert werden. Das galt insbesondere deshalb, weil sich sonst die anschließenden, ebenfalls dokumentierten Diskussionen nicht mehr auf den vorstehenden Beitrag bezogen hätten.

Entsprechende Bearbeitungsvorschläge der Herausgeber konnten die Zeitzeugen selbst übernehmen, ablehnen oder verändern. Diese Fassung haben wir als Herausgeber wiederum bearbeitet, bevor die nun abgedruckte Version endgültig von den Zeitzeugen gebilligt wurde.

Danksagung

Wir danken den ausgesprochen engagierten Teilnehmenden und den Zeitzeugen für ihre Beiträge sowie für ihre Unterstützung bei der Überarbeitung und ihre Zustimmung zum Abdruck. Dem Bundesministerium für wirtschaftliche Zusammenarbeit und Entwicklung mit dem zuständigen Referatsleiter Herrn Dr. Simon Koppers und der Gesellschaft für technische Zusammenarbeit, vor allem Frau Dr. Angelika Schrettenbrunner, danken wir für die ideelle, finanzielle, personelle und organisatorische Unterstützung der Tagung und dieser Publikation. Der Sekretärin des Medizinhistorischen Instituts Frau Annett Schmidt und den beiden studentischen Mitarbeitern Herrn Maurin Broil und Frau Sarah Marmagen gilt unser Dank für die Unterstützung bei der Tagungsorganisation sowie insbesondere letzterer für die sorgfältige und mühselige Abschrift der Tonmitschnitte. Frau Raniah El-Jezawi in Bielefeld und Frau Katharina Böcker in Bonn, waren an der Überarbeitung der Texte beteiligt. Frau El-Jezawi hat zudem das Layout dieses Bandes übernommen.

Nächste Schritte

Die Tagung sollte einen Auftakt zu mehrjährigen Forschungsprojekten in diesem Themengebiet bilden, deren endgültiger Umfang derzeit noch nicht absehbar ist. Neben der erwähnten Unterstützung aus BMZ und GTZ hat sowohl die entwicklungspolitische Fachöffentlichkeit als auch die der Medizingeschichte mit unerwartet großem Interesse auf die Vorstellung dieses Vorhabens reagiert.

Die DVD mit dem Dokumentationsfilm der Tagung wird inzwischen schon an mehreren Orten in Kursen für Medizinstudierende und zur Vorbereitung von Personal für die EZ im Gesundheitsbereich eingesetzt. Sie kann sowohl im Bonner Medizinhistorischen Institut als auch in der Abteilung Epidemiologie und *International Public Health* der Universität Bielefeld angefordert werden.

So hoffen wir, mit der Tagung und der jetzt vorgelegten Dokumentation der Zeitzeugen-Beiträge einer breiten Reflexion des deutschen Engagements im Gesundheitssektor von Entwicklungsländern Anstöße gegeben zu haben.

Bonn, Potsdam und Bielefeld, im November 2010

Walter Bruchhausen, Helmut Görgen und Oliver Razum

Grußwort:

Dr. Simon Koppers und Dr. Jochen Böhmer

Das Bundesministerium für wirtschaftliche Zusammenarbeit und Entwicklung (BMZ), Referat Gesundheit und Bevölkerungspolitik, ist hoch erfreut, dass die Universität Bonn die Herausforderung angenommen hat, die Geschichtsschreibung der deutschen Entwicklungszusammenarbeit (EZ) im Gesundheitssektor akademisch aufzuarbeiten, insbesondere die Zeitgeschichte der Entwicklung seit 1945. Die internationale Zusammenarbeit auch im Gesundheitsbereich hat sich in der Tat enorm verändert und wir im BMZ sind Zeugen, wie die gesamten Entwicklungen im Zuge der Globalisierung, aber auch veränderte interne Systemzwänge, auf unsere tägliche Praxis Einfluss nehmen. Insbesondere seit der Verabschiedung der Millenniumserklärung im Jahr 2000 hat sich viel getan im Gesundheitssektor – auf globaler Ebene und in den Partnerländern. Immerhin beziehen sich drei der acht Millenniumsentwicklungsziele (MDG) auf den Gesundheitsbereich.

Bemerkenswert ist in dem Zusammenhang auch, dass die Ausgaben für Gesundheit weltweit sehr stark gestiegen sind. Allein die gesundheitsrelevanten Entwicklungsausgaben, also die ODA, stiegen von weltweit 2,5 Mrd. Dollar 1990 über 6,8 Mrd. Dollar 2000 auf jetzt 16,7 Mrd. Dollar im Jahr 2008. Dies sind wirklich dramatische Anstiege. Dennoch trägt in Subsahara-Afrika diese externe Finanzierung nur 15% zu den Gesamtaufwendungen im Gesundheitsbereich bei, was die große Bedeutung der sogenannten *out-of-pocket payments* für Gesundheitsversorgung unterstreicht.

Die erläuterten Mittelzuwächse gehen auf Steigerungen der staatlichen Leistungen zurück, gleichzeitig hat aber auch die Bedeutung privater Geber erheblich zugenommen. Eine besondere Rolle spielt hier die Bill & Melinda Gates Stiftung, mit der wir inzwischen auch zusammenarbeiten. Diese privaten Geber, also Stiftungen und Andere, stellen inzwischen zusätzlich rund 4 Mrd. US-Dollar jährlich bereit, *on top* der 16 Mrd. Dollar, die wir jetzt schon haben. Diese Mittel werden von einer inzwischen äußerst komplexen Struktur an die Akteure in die Partnerländer vergeben. Diese Struktur besteht aus 40 bilateralen Gebern, aus 26 VN-Organisationen, 20 globalen und regionalen Fonds und über 90 globalen Gesundheitsinitiativen sowie zahlreichen internationalen NROen und Stiftungen. Damit müssen wir täglich in unserer Arbeit umgehen.

Diese Entwicklungen spiegeln sich auch in der deutschen EZ wider. Von 2000 bis 2008 wurden die jährlichen Zusagen für den Gesundheitsbereich von 200 Millionen Euro auf über 700 Millionen Euro erhöht. Damit ist der Gesundheitssektor der derzeit am schnellsten wachsende Bereich in der deutschen EZ.

Aktuell hat die deutsche Entwicklungspolitik mit 16 Partnerländern den Schwerpunkt Gesundheit, Familienplanung und HIV/AIDS vereinbart, insgesamt ist die deutsche bilaterale Zusammenarbeit in rund 40 Ländern im Gesundheitsbereich aktiv.

Die Zielgrößen der BMZ-Planung für Gesundheit wurden für 2010 weiter angehoben, um den besonderen Herausforderungen gerade auch in den MDG-relevanten Politikbereichen gerecht zu werden.

Auch die Zahl der Akteure, mit denen wir zusammenarbeiten, hat sich stark erhöht. Um hier nur einige zu nennen: Der Globale Fund zur Bekämpfung von Tuberkulose, Aids und Malaria (GFATM), 2002 gegründet, ist ein ganz wichtiger Akteur geworden, und ist inzwischen der größte Finanzier global für Tuberkulose- und Malariamaßnahmen. Auch der eben beschriebene Mittelzuwachs in der deutschen EZ geht wesentlich darauf zurück, dass wir in den GFATM 200 Millionen Euro jährlich einzahlen und dass wir auch im Verwaltungsrat aktiv mitwirken. Dann gibt es noch die 2007 gegründete International Health Partnership. Diese Initiative wurde nach dem G8-Gipfel 2007 von Premierminister Gordon Brown und Bundeskanzlerin Angela Merkel gestartet und zielt darauf ab, dass es für diese ganze Vielfalt von Akteuren zumindest auf Länderebene eine Koordinierung gibt und dass man auf Länderebene zu konsistenten Strategien kommt, in die all diese Akteure eingebettet sind und dass auch die Mittel entsprechend verteilt werden. Da wirken wir ebenso mit, sowohl auf der globalen Ebene, (z.B. gibt es Videokonferenzen alle 8 Wochen) aber auch auf Länderebene (u.a. sind wir in Kambodscha und Nepal mit dabei, weil da richtungsweisend für die EZ ganz neue Mechanismen der Geberkoordinierung und das Monitoring entwickelt werden. Wir haben eine Mitarbeiterin in unserem Referat, die nur damit beschäftigt ist, diesen Prozess zu betreuen und auch im BMZ mit dem Grundsatzreferat zu verlinken, weil da am Beispiel des Gesundheitsbereichs ganz neue Verfahren entwickelt werden. Dies ist historisch im gesamten Kontext der EZ vielleicht nicht ganz uninteressant.

Kurz erwähnt sei die *Global Health Workforce Alliance*, auch eine neue Institution, die sich mit der Knappheit der Personalressourcen in Entwicklungsländern beschäftigt. Mit dieser arbeiten wir inzwischen auch zusammen. Dann gibt es eine hochrangige neue Taskforce[1] zur Entwicklung neuer Instrumente der innovativen Finanzierung für den Gesundheitssektor. Das ist zum Glück keine neue Institution, sondern nur eine temporäre Veranstaltung, an der wir aber auch teilnehmen bzw. unsere Ministerin *in persona* mitmacht und die kürzlich ihren Bericht vorgelegt hat. Wir werden Schuldenumwandlung weiter fördern und uns dafür einsetzen, dass die Erlöse aus dem sogenannten Emissionshandel auch für klimarelevante Anpassungsprozesse im Gesundheitsbereich verwendet werden.

Eine weitere neue Entwicklung ist, dass Deutschland auf der globalen Ebene erhebliche Erfolge vorweisen kann. So ist z.B. der G8-Gipfel in Heiligendamm im Jahr 2007 von der deutschen Regierung genutzt worden, um die Bekämpfung von Aids, Tuberkulose und Malaria und die Stärkung der Gesundheitssysteme hoch auf die Agenda zu setzen. Auch wurden auf diesem G8-Gipfel erstmals wichtige Beschlüsse gefasst mit dem Ziel, die Geschlechterungleichheiten im Gesundheitsbereich zu bekämpfen. Dass diese Themen überhaupt auf die G8-Agenda kommen, wäre ohne unsere Intervention nicht möglich gewesen, da hat unsere Ministerin natürlich eine wichtige Rolle gespielt, aber auch, indem sie die Kanzlerin davon überzeugen konnte, dass dies wichtige Themen sind. Wir haben hier durchaus Maßstäbe gesetzt, aber auch in der Umsetzung dieser Beschlüsse haben wir eine führende Rolle übernommen, und haben insbesondere im GFATM dafür gesorgt, dass dort letztes Jahr ein entsprechendes Konzept vom Board verabschiedet worden ist, in dem eine stärkere geschlechtersensible Ausrichtung der Arbeit dieses Fonds verankert ist.

Der starke Mittelanstieg und die verstärkten Aktivitäten, die ich eben beschrieben habe, haben inzwischen auch zu einer Verbesserung der Gesundheitsindikatoren geführt, dazu vielleicht einige Beispiele: Die Kindersterblichkeit ist erheblich gesunken, zwischen 1990 und 2008 um 27%. In den meisten Ländern Subsahara-Afrikas haben sich die HIV-Infektionsraten stabilisiert oder sind rückläufig. In 14 afrikanischen Ländern konnte die Infektionsrate von jungen schwangeren Frauen seit 2000/2001 deutlich reduziert werden, in einigen Ländern um mehr als 25%. Der größte Erfolg ist, glaube ich, dass die Behandlungsraten von Menschen mit AIDS und Tuberkulose immens gestiegen sind. Insgesamt konnte die Zahl der Menschen in Entwicklungsländern, die die sogenannte Antiretrovirale Therapie erhalten, von Dezember 2003 bis Dezember 2008, also innerhalb von 5 Jahren, nahezu verachtfacht werden, von 0,4 Milli-

---

[1] High Level Taskforce on Innovative International Financing for Health Systems, HTLF.

onen auf über 3 Millionen. Das sind Erfolge, die, glaube ich, wirklich erheblich und auch ziemlich einmalig sind in der Gesundheitshistorie. Polio ist nahezu ausgerottet. Da haben wir in Deutschland als einem der größten Geber in diesem Bereich einen hohen Anteil. Erst im Januar dieses Jahres hat Bundesministerin Wieczorek-Zeul erneut 100 Millionen Euro zugesagt, um die endgültige Eliminierung auch in den letzten verbleibenden Ländern unterstützen zu können.

Dennoch bleibt die Gesundheitssituation in vielen Regionen, insbesondere in Subsahara-Afrika, kritisch und die Unterschiede zwischen den armen und reichen Ländern bleiben gewaltig. Obwohl die Lebenserwartung in den Entwicklungsländern insgesamt in den letzten Jahrzehnten gestiegen ist, liegt sie in den Ländern mit niedrigem Einkommen mit 57 Jahren weit unter den 77 Jahren in den reicheren Ländern. Deutliche Unterschiede sind zudem in der Müttersterblichkeit zu konstatieren und bei der Sterblichkeit von Kindern unter 5 Jahren. Diese Kontraste spiegeln den häufig eingeschränkten Zugang zu Gesundheitsdienstleistungen in den Entwicklungsländern und entsprechende strukturelle Probleme wider. Dazu zählen fehlende finanzielle Ressourcen, die dazu führen, dass Entwicklungsländer nicht einmal eine minimale Gesundheitsversorgung ihrer Bevölkerung sicherstellen können. Hinzu kommen in vielen Ländern unzureichend funktionierende öffentliche Gesundheitssysteme, unzureichende Ressourcenausstattung (vor allem ein ausgeprägter Mangel an Fachkräften), Dysfunktionalitäten durch Managementdefizite, Intransparenz, mangelnde politische Priorisierung, unangepasste politische Systeme usw. Diese strukturellen Probleme sind Ihnen ja, wenn sie mehrere Jahrzehnte in dem Bereich tätig sind, nicht ganz unvertraut und wahrscheinlich gibt es da eine gewisse Konstanz.

Ich komme nun zu dem Forschungsvorhaben, um das es hier geht, und möchte dazu feststellen, dass die Fragen, denen Sie sich hier widmen, aus BMZ-Sicht hochrelevant und umfassend sind. Sie werden sich beschäftigen und Erkenntnisse generieren zu Themen wie der Beziehung zwischen staatlicher und nichtstaatlicher Entwicklungshilfe oder zwischen kurativen und präventiven Ansätzen – da ist natürlich gerade die AIDS-Bekämpfung eine ganz heikle Frage, auch in Zukunft. Auch andere Sektoren der EZ sind hochaktuell, zumal der diesjährige G8-Gipfel sich auch mit Gesundheit in Afrika beschäftigen wird, denn über den Gesundheitsbereich hinaus spielt Gesundheit auch in anderen Sektoren eine wichtige Rolle. Die Forschung zu den lokalen Gesundheitssystemen ist weiterhin ganz zentral, um die Situation auf Länderebene zu verbessern, gerade auch die strukturellen Probleme. Zur medizinischen Entwicklung und Wissenschaft in den Industrienationen, auch das ein ganz wichtiges Thema mit der, wie man so schön sagt, 10%-zu-90%-Lücke. Das bedeutet, dass 90% der Forschungsaufwendungen im medizinischen Bereich die Industrieländer betreffen und nur 10% der medizinischen Forschung mit für Entwicklungsländer relevanten Fragen befasst sind. Auch das eine Baustelle, an der wir arbeiten. Zum Aufstieg der internationalen medizinischen Not-, Katastrophen- und Wiederaufbauhilfe: Die Beziehung zwischen deutscher und internationaler EZ und zur internationalen Gesundheitspolitik hat in den letzten Jahren stark an Bedeutung gewonnen.

Erfreulicherweise handelt es sich hier um ein längerfristiges Forschungsvorhaben, denn die Agenda ist ambitiös, und wir erwarten von dieser Auftaktveranstaltung und den Zeitzeugeninterviews, dass sie viele neue Hypothesen generieren, die dann im Laufe der Zeit weiterentwickelt und beantwortet werden sollen. Wir freuen uns ganz besonders, unter den anwesenden Zeitzeugen unseren ehemaligen Referatsleiter Gesundheit, Herrn Klaus Gördel, hier begrüßen zu dürfen. Er hat auf der Seite des politischen Auftraggebers die EZ im Gesundheitssektor selbst mitgestaltet und wird die Perspektive des BMZ in den Diskussionen mit den Historikern kompetent repräsentieren. Wir möchten Sie auch unserer Unterstützung für das weitere Vorhaben versichern. Wenn Sie Zugang brauchen zu unseren Archiven, wir haben einen großen Raum im Keller, wo viele Akten und Publikationen direkt zugänglich sind, ohne dass man erst über die Registratur gehen muss, dann sind Sie dazu jederzeit herzlich willkommen.

Inhaltsverzeichnis

AGEH	Arbeitsgemeinschaft Entwicklungshilfe e.V., Personaldienst der deutschen Katholiken
AKME	Arbeitskreis medizinische Entwicklungszusammenarbeit
BMZ(E)	Bundesministerium für wirtschaftliche Zusammenarbeit (und Entwicklung)
CIM	Centrum für internationale Migration und Entwicklung, Personalvermittler der deutschen Entwicklungszusammenarbeit
DED	Deutscher Entwicklungsdienst e.V.
DIFÄM	Deutsches Institut für ärztliche Mission, Tübingen
DRK	Deutsches Rotes Kreuz
DTC	Deutsche Gesellschaft für Tropenchirurgie
DTG	Deutsche Gesellschaft für Tropenmedizin und internationale Gesundheit, zuvor Deutsche Tropenmedizinische Gesellschaft
DÜ	Dienste in Übersee, bis 1999 personelle EZ der evangelischen Kirchen
EED	Evangelischer Entwicklungsdienst e.V., gegründet 1999 als Entwicklungswerk der evangelischen Kirchen in Deutschland
EZ	Entwicklungszusammenarbeit
GAWI	Deutsche Fördergesellschaft für Entwicklungsländer (Vorkriegsname: Garantie-Abwicklungs-Gesellschaft), zusammen mit der Bundesstelle für Entwicklungshilfe (BfE) Vorgängerorganisation der GTZ
GTZ	Gesellschaft für technische Zusammenarbeit
KfW	Kreditanstalt für Wiederaufbau, finanzielle EZ
MHD	Malteser Hilfsdienst e.V., Auslandsdienst seit 2005 Malteser International
MI	Missionsärztliches Institut, Würzburg
MSF	Médecins sans Frontiers, seit 1993 deutsche Sektion Ärzte ohne Grenzen
SES	Senior Expert Service
WHO	World Health Organisation, Weltgesundheitsorganisation

Anfänge deutscher Institutionen der Entwicklungszusammenarbeit

Helmut Görgen

Bereits im 19.Jahrhundert gab es deutsche Aktivitäten im Gesundheitssektor der späteren Entwicklungsländer. Zuerst begannen kirchliche Missionen ihre Arbeit im Erziehungs- und Gesundheitssektor in Afrika und seit der Berliner Konferenz 1884 wurde auch die deutsche Regierung aktiv, jedoch nur bis zum Ende der Kolonialherrschaft im Jahre 1916. Die protestantische und katholische Missionsarbeit im Gesundheitssektor hingegen gab es durchgehend bis heute.

Als Beginn einer selbstständigen deutschen Entwicklungspolitik wird meistens der 24.Juli 1956 angesehen, als der Deutsche Bundestag beschloss, „50 Millionen DM für Förderungsmaßnahmen für unterentwickelte Länder" einzusetzen. Gleichzeitig wurden Entwicklungspolitische Grundsätze entwickelt. Als Leitprinzip der Entwicklungshilfe galt „Hilfe zur Selbsthilfe". „Technische Hilfe" und später auch die „Kapitalhilfe" waren die methodischen Ansätze. Budgethilfe wurde ausdrücklich abgelehnt. Die weitere institutionelle Entwicklung der EZ wird im Kontext der nationalen und internationalen Ereignisse, die für die Entwicklungszusammenarbeit relevant waren, verständlich.

Die „Garantie-Abwicklungsgesellschaft" (GAWI) wurde ab 1957 mit der Durchführung der Technischen Hilfe beauftragt. Für Aus- und Fortbildungsmaßnahmen in Deutschland wurde die Deutsche Stiftung für internationale Entwicklung (DSE) in Westberlin angesiedelt.

1961 beschloss das Kabinett die Einrichtung eines Bundesministeriums für wirtschaftliche Zusammenarbeit (BMZ). Bis dahin wurden die entwicklungspolitischen Aktivitäten der BRD, vor allem vom Auswärtigen Amt und vom Wirtschaftsministerium durchgeführt.

Die Kreditanstalt für Wiederaufbau (KfW) führte ab 1961 die Maßnahmen der Kapitalhilfe durch. 1963 erfolgte die Gründung des Deutschen Entwicklungsdienstes (DED) für die personelle Entwicklungshilfe und 1975 entstand aus der Verschmelzung der 1969 eingerichteten Bundesstelle für Entwicklungshilfe (BfE) und der GAWI die privatrechtliche, aber vom Bund finanzierte Gesellschaft für Technische Zusammenarbeit (GTZ).

Die kirchliche Entwicklungshilfe erlebte Ende der 50er Jahre eine organisatorische Neuerung. 1958 erfolgte die Gründung des katholischen bischöflichen Hilfswerk „Misereor" und 1959 wurde die evangelische Organisation „Brot für die Welt" gegründet. Gleichzeitig entstanden als Fachdienste die katholische Arbeitsgemeinschaft für Entwicklungshilfe (AGEH) und die evangelische Entsendeorganisation Dienste in Übersee (dü). Die protestantischen Dienste verschmolzen später (2000) zum Evangelischen Entwicklungsdienst (EED). Seit 1962 wurden die kirchlichen Dienste auch vom Staat finanziell gefördert.

Die Gruppe der nichtstaatlichen Organisationen (NGO) der deutschen EZ erfuhr in den 1960er Jahren einen deutlichen Aufschwung, wobei die internationalen Friedens- und Solidaritätsbewegungen einen großen Einfluss hatten. Ihre Zahl ist weit größer als in der Übersicht dargestellt. 1995 haben sich mehr als 100 dieser NGOs im Verband Entwicklungspolitik deutscher Nichtregierungsorganisationen e.V. (VENRO) zusammengeschlossen, um für eine globale Strukturpolitik einzutreten, die die Förderung von Projekten und Programmen in den Entwicklungsländern ergänzt.

Kirchliche Gesundheitsarbeit

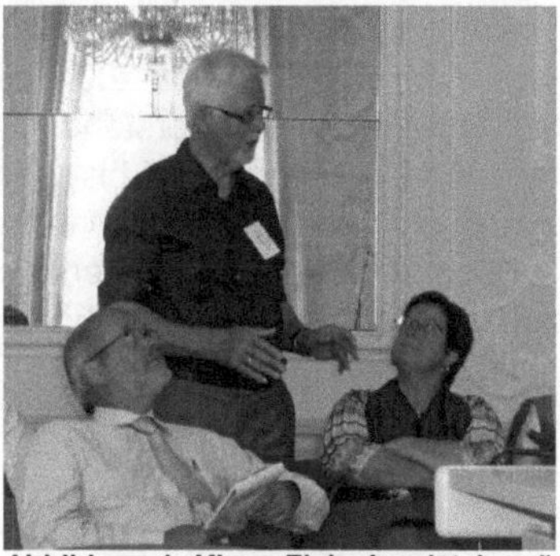

Abbildung 1: Klaus Fleischer (stehend) 2009, auf der Tagung *Geschichte der deutschen EZ im Gesundheitssektor* in Bonn, mit Wolfgang Bichmann (KfW) und Angelika Schrettenbrunner (GTZ)

Prof. Dr. Klaus Fleischer

wurde 1939 in Regensburg geboren und studierte Medizin in Würzburg und Berlin. Seit 1969 ist er verheiratet und hat vier Kinder.

Noch während seines Medizinstudiums in Würzburg zog es ihn nach Afrika, er famulierte in Nigeria und Ghana. Nach den ersten Assistenzjahren an der Missionsärztlichen Klinik in Würzburg ging er von 1970 bis 1972 als Missionsarzt nach Jos in Nigeria. Daran schloss sich eine einjährige Spezialisierung in Tropenmedizin in London an.

An der Missionsärztlichen Klinik in Würzburg wurde er Oberarzt und erwarb 1976 die Anerkennung als Facharzt für Innere Medizin. Nach intensiver Beschäftigung mit Tropenmedizin habilitierte er sich 1979 für das Fach "Innere Medizin mit Schwerpunkt Tropenmedizin" an der Universität Würzburg. 1981 wurde ihm die Leitung der neu gegründeten Abteilung Tropenmedizin an der Missionsärztlichen Klinik übertragen, die er bis 2004 innehatte, seit 1987 mit der Ermächtigung zur Weiterbildung in Tropenmedizin. 1986 lehnte er eine Berufung als Direktor des Instituts für Tropenkrankheiten der Universität München ab.

Am Missionsärztlichen Institut und der Klinik organisierte er ein breites Angebot an Fort- und Weiterbildung für Tropenmedizin und Medizin in Entwicklungsländern. Die ab 1999 durchgeführten Sommerakademien für Medizinstudierende erfahren bis heute eine große Nachfrage. Er hatte Lehraufträge für „Medizin in den Tropen" an den Universitäten Würzburg und Erlangen und hielt Lehrveranstaltungen an Hospitälern in Afrika und Indien.

Neben starkem Engagement für die Diözesen, die mit dem Missionsärztlichen Institut in enger Verbindung standen, organisierte er die Fortbildung des Gesundheitspersonals. 1986 gründete er zusammen mit dem Deutschen Aussätzigen Hilfswerk (DAHW) das Armauer-Hansen-Institut (seit 2004 Hanna-Decker-Haus), ein Lehrlabor für angepasste Technologie im Krankenhaus in Entwicklungsländern. Mehrere Arbeitsgruppen entstanden: 1987 AIDS und internationale Gesundheit, 1995 Zusammenarbeit in Not und Katastrophen (ZINK) und 2001 Tropenmedizin und Seuchenbekämpfung.

Ab 1996 war er im Vorstand/Beirat der Deutschen Tropenmedizinischen Gesellschaft (DTG), ab 2002 Mitglied der Bund-Länder Kommission für den Seuchenschutz und Vorstandsmitglied der deutschen Lepra- und Tuberkulosehilfe (DAHW), von 1996 bis 2008 Vorstandsmitglied und 1. Vorsitzender des Vereins Missionsärztliches Institut Würzburg.

Für seine vielseitigen Verdienste wurde Klaus Fleischer mehrfach ausgezeichnet, u.a. erhielt er die Ehrenhäuptlings-Würde des Volkes der Nzema/Ashanti in Ghana.

Ausgewählte Publikationen

- Tropische Enteropathie bei Tropenrückkehrern und Afrikanern (Würzburg: Habilitationsschrift 1978).
- Tropenmedizin am Missionsärztlichen Institut Würzburg, Akademisches Lehrkrankenhaus der Universität Würzburg, in: Informationen der Bayerischen Julius-Maximilians-Universität 14 (1980) 39-42.
- mit August Stich, Wurminfektionen. Teil 1: Intestinale Helminthen, Teil 2: Gewebshelminthen, in:MMW - Fortschritte der Medizin 143, 14 bzw. 15 (2001) 34-36 bzw. 38-39.
- mit Robert Steffen und Herwig Kollaritsch, Travelers' Diarrhea in the New Millennium. Consensus among Experts from German-speaking Countries, in: Journal of Travel Medicine 10 (2003) 38–45.

Zahlreiche weitere Beiträge in tropenmedizinischen Fachzeitschriften und in: Heilung und Heil. Mitteilungen und Berichte aus dem Missionsärztlichen Institut.

Kirchliche Gesundheitsarbeit auf katholischer Seite

Helmut Görgen: Wir haben drei thematische Blöcke gebildet: Zuerst die kirchliche Zusammenarbeit, dann Entwicklungszusammenarbeit im internationalen Kontext und schließlich Konzepte und Strategien der Entwicklungszusammenarbeit, wobei man das sicher nicht so strikt trennen kann. Die drei Bereiche gehen natürlich ineinander über, die Aufteilung hat also mehr organisatorische Gründe.

Walter Bruchhausen: Prof. Klaus Fleischer ist ein klassischer Missionsarzt, der Anfang der 70er Jahre in Nordnigeria seine ersten und auch längsten, intensivsten Erfahrungen auf diesem Gebiet gesammelt hat, anschließend sich tropenmedizinisch, sowohl praktisch ärztlich als auch wissenschaftlich weiterqualifiziert hat, sich habilitierte und als Chefarzt der tropenmedizinischen Abteilung an der Missionsärztlichen Klinik in Würzburg tätig war. Er ist mit vielen neuen Gründungen auf diesem Gebiet leitend verbunden, so mit dem Armaur-Hansen-Institut, das seit 2004 Hanna Decker-Haus heißt, in Würzburg. Es gibt dort ein Lehrlabor für angepasste Technologie in Krankenhaus und Labor von Entwicklungsländern. Er war maßgeblich an der Gründung der Arbeitsgruppe „Aids und internationale Gesundheit" beteiligt, was ihn dann sogar dazu führte, dass er vor den europäischen Regierungschefs Kohl, Mitterand und anderen auf dem Petersberg zum Thema „Aids in Entwicklungsländern" vortragen durfte – genauso wie Prof. Diesfeld. Er hat sogar einen universitären Ruf abgelehnt, um an der Missionsärztlichen Klinik bleiben zu können, dafür aber Lehraufträge für Tropenmedizin in Würzburg und in Erlangen, genauso wie jährliche Partnerschaftsbesuche an Partnerkrankenhäusern in Indien und in Afrika über viele Jahre durchgeführt. Im Bereich der hochinfektiösen, kontagiösen Krankheiten hat er auf verschiedenen Ebenen mitgewirkt, auch Maßstäbe mitgesetzt, sich in der deutschen tropenmedizinischen Gesellschaft engagiert und ist dann für diese vielfältige Arbeit neben verschiedenen kirchlichen, wissenschaftlichen und staatlichen Ehrungen mit der Ehrenhäuptlingswürde des Volkes der Nzema/Aschanti in Ghana ausgezeichnet worden.

60 Jahre kirchlicher Gesundheitsdienst in Afrika: „Eine unvollständige Erfolgsgeschichte"

Klaus Fleischer: Auf der ersten Seite meines Handouts zu diesem Vortrag gibt es die für Missionsärzte, evangelische wie katholische, natürlich entscheidende Aussage: Warum tun wir das? Die Beweggründe sind ganz klar ein Auftrag der Heiligen Schrift an uns, den wir ernst nehmen: „Heilt die Kranken, die dort sind, und sagt ihnen: Das Reich Gottes ist euch nahe!" (Lk 10,9). Daraus hat es sich entwickelt. Das traditionelle Missionsverständnis – das wurde gestern schon angedeutet und ich werde gleich noch einmal darauf eingehen – hat sich heute zu einem anderen Gesundheitsdienst der Kirche entwickelt. Ich führe dann die Entwicklungen der kirchlichen Gesundheitsdienste mit einigen typischen Entwicklungsschritten auf:

Entwicklung katholischer Gesundheitseinrichtungen

Der Aufbau eines Netzes von Missionskrankenhäusern und Gesundheitszentren erfolgte durch Orden mit Missionsschwestern und –brüdern, in deutschen Kolonien ab ca. 1910 in zugewiesenen Gebieten. Von den ca. 25 Männer-Missions-Orden und Gemeinschaften hatten ca. 20% medizinische Fachkräfte. Ab 1972 wurden diese zunehmend von Entwicklungs-Fachkräften der AGEH abgelöst.

Ab ca. 1980 wurden die von „expatriates" geleiteten Missionsrankenhäuser als kirchliche Hospitäler der Diözesen übernommen. Heute sind in den meisten afrikanischen Ländern 25–40% aller Hospitäler und Gesundheitszentren kirchlich (einschließlich evangelischer Kirchen). Es erfolgte eine verstärkte Ausbildung einheimischen Fachpersonals in Verwaltung, Pflege, Medizin, Technik. Einheimische Frauen- und Männerorden in Krankendienst enstanden. Der Aufbau von *„medical stores"* zur Medikamentenversorgung wurde versucht, teilweise interkonfessionell.

Zur Aus- und Weiterbildung entstanden Krankenpflegeschulen, einzelne seit 1935, z.B. in Tanganjika, Nigeria und Kamerun, ab 1960 in allen Ländern. Es gab Stipendien für eigenes Personal, besonders in ordensgetragenen Krankenhäusern, zur Aus-und Weiterbildung in staatlichen Zentren. Katholische Universitäten mit Medizinischen Fakultäten wurden zur Ausbildung eigener Ärzte/innen und anderer Fachkräfte gegründet (z.B. Lovanium/Kongo 1954 durch Belgien, mit deutscher Unterstützung Mwanza/Tansania 1998 und Sunyani/Ghana 2001, auch durch USA). Der KAAD (Katholischer Akademischer Ausländer Dienst, Bonn, gegründet 1958, vergab bisher 7.700 Studienstipendien (1–3, max. 4 Jahre) für 90% katholische/evangelische Christen, bis zu 10% Muslimen, ca. 20% Ärzte/Ärztinnen, Apotheker und Biologen, bei einem Gesamtmitteleinsatz (1958–2008) von ca. 100 Mio. Euro. Anfangs galt das nur für das Studium in Deutschland, seit 1998 zu 15% auch in Afrika, zuerst überwiegend Grundstudium, heute für eingeladene Stipendiat/innen nur postgraduierte Ausbildungs- und Weiterbildungsgänge (Pro-motion, Master, Facharzt).

Ein kurzer Absatz über das Missionsärztliche Institut in Würzburg: Es wurde 1922 von deutschen Missionsorden und einigen deutschen Diözesen als Laieninstitut gegründet, zur Trennung von Verkündigung und Leibsorge (*opus operandi* statt Priesterarzt). 1922–2009 entsandte es ca. 600 Ärzten/innen (meist mit Familie) sowie ca. 200 Krankenschwerstern, Pflegern, Hebammen und Laboranten für langjährige Einsätze in kirchlichen Krankenhäusern, ca. 80% in Afrika. Ab 1972 liefen die Verträge über die AGEH, ab 1984 wurde mit dem DIFÄM, Tübingen, zusammengearbeitet, heute eng verbunden in Leitung, Lehre und Aktionen. Ab 1987 entstanden Fachgruppen für Gesundheitsdienste und *Public Health*, HIV/Aids, Tropenmedizin, Angepasste Technologien im Gesundheitswesen, Humanitäre Zusammenarbeit, Klinische Kooperationen. Es dient als Katholische Fachstelle für internationale Gesundheit Auftragnehmer aller kirchlichen Werke der EZ. In der Missionsärztlichen Klinik GmbH, einem Akademischen Lehrkrankenhaus der Uni Würzburg, gibt es die Tropenmedizinische Abteilung mit Isolierstation.

Katholische Organisationen mit Unterstützung von Gesundheitsprojekten

Ich weise aber dann auf die vielfältigen Agenturen der katholischen Kirche hin, die sich über Jahrzehnte entwickelt haben – und Sie sehen allein aus der Länge einerseits die Vielfalt, auf der anderen Seite die darin liegende Problematik:

- Misereor, Aachen, gegründet 1958 als Bischöfliches Hilfswerk der deutschen Katholiken gegen Hunger und Krankheit; Projektarbeit: anfangs vor allem Gesundheitsdienste mit Krankenhäusern, Krankenpflegeschulen, Stipendien;
- Wandel zur strukturellen Projekten in Gesellschaft, Landwirtschaft und Bildung (Gesundheitsprojektmittel 1959–2008 s. Anlagen); Anwaltschaft für die Armen: das Misereor-Leitwort zum 50jährigen Bestehen: „mit Zorn und Zärtlichkeit an der Seite der Armen" - Misereor stellt die Würde des Menschen in den Mittelpunkt und fordert Gerechtigkeit, prangert ungerechte Strukturen von Gesellschaften an und erklärt sich solidarisch mit den Milleniumszielen der Vereinten Nationen, darunter den Zielen für Kinder und Frauengesundheit und den Kampf gegen HIV/Aids, Tuberkulose, Malaria und vernachlässigte Tropenkrankheiten.
- AGEH (Arbeitsgemeinschaft für Entwicklungshilfe), Köln, gegründet 1962 von Misereor und ca. 20 Organisationen der personellen Entwicklungszusammenarbeit;
- Gesundheitsfachkräfte: Ärzte/innen, Pflegekräfte, Labortechniker und Ver-walter stellen mit bisher ca. 500 Entsandten – in der Regel 3 Jahre – etwa 30% der Einsätze dar.
- Caritas international, Freiburg, gegründet 1995 als deutscher Teil des Caritas internationalis Netzwerkes, Rom; das Missionsärztliche Institut Würzburg stellt medizinische Fachkräfte bei humanitären Einsätzen.

- Kindermissionswerk ,,Die Sternsinger", Kinderhilfswerk der katholischen Kirche, Aachen, gegründet 1959: weltweite Unterstützung von kirchlichen und humanitären Einrichtungen und Kampagnen zur Verbesserung von Erziehung und Gesundheit von Kindern; 2007 11% der Mittel für Gesundheit, z.B. Caritas Baby-Hospital, Bethlehem, und Kinder mit HIV/Aids.
- Adveniat, kirchliches Hilfswerk für Lateinamerika, Essen, gegründet 1958, unterstützt auch kirchliche Gesundheitseinrichtungen im Rahmen der Hilfe für Diözesen, sowie Training von Ordensangehörigen und Laien.
- Missio Aachen, gegründet 1832, und Missio München, gegründet 1838, seit 1972 vereint als „missio – Internationales katholisches Missionswerk“: fordert u.a. „Gesundheit, ein Menschenrecht“ und unterstützt HIV/AIDS-Kampagnen, z.B. Schutzengel-Kampagne.
- Renovabis, bischöfliches Hilfswerk für Mittel- und Osteuropa, Freising, gegründet 1993: unterstützt HIV/AIDS-Arbeit, z.B. in Ukraine, Rumänien, Russland, dort besonders Sibirien und in Gefängnissen und Lagern.
- Diözesanstellen Mission, Entwicklung, Frieden: in jeder der 34 deutschen Diözesen, fördert 3. Welt- und Partnerbewusstsein, unterstützt langfristig Projekte in Entwicklungsländern, häufig Gesundheitsprojekte.
- Partnerschaften: viele Berufs- und Jugendorganisationen, kirchlich gemeinnützige Krankenhäuser und andere Gruppen in Deutschland pflegen intensive Partnerschaften mit Gruppen in Afrika, Asien oder Lateinamerika und unterstützten dabei Gesundheitsarbeit.

Problemfelder in Deutschland und den Entwicklungsländern

Anschließend habe ich Problemfelder angesprochen, auf die ich nachher natürlich eingehen möchte: Die Auftragssituation der bischöflichen und päpstlichen Werke der EZ ist nicht ausreichend mit gewachsen mit den weltlichen Herausforderungen an die kirchliche EZ. Durch die unscharfe Auftragslage der Werke entstehen Überschneidungen und Spannungen. Das Engagement im Gesundheitssektor der kirchlichen Werke in Deutschland deckt sich nicht mit den großen Anfragen der kirchlichen Partner in den Entwicklungsländern und verfügt nicht über gegenseitig erarbeitete Konzepte und mittelfristige Strategien.

Im Hinblick auf die Wahrnehmung in der spendenden Bevölkerung ist festzustellen, dass die traditionellen Spendergruppen der Werke zunehmend überaltert sind. Entsprechend dem Altersprofil werden die ehrenamtlich engagierten in der EZ weniger. Die spendenaktive, mittlere Altersschicht wird von der Selbstdarstellung der Werke nicht genügend überzeugt. Die auf Langzeitwirkung angelegten Projekte und Kampagnen der Werke verlieren gegenüber den auf Soforthilfe bei Katastrophen angelegten Spendenaufrufen von humanitären Organisationen und Künstlern.

Die Abhängigkeit vom Staat, vor allem dem Haushalt des BMZ über die katholische Zentralstelle – proportional dazu die evangelische Zentralstelle mit 56.6% (2006) –, der KfW, der GTZ u.a. ist hoch und schränkt die zivilgesellschaftliche Kreditfähigkeit gegenüber der Regierung ein. Eine unabhängige wissenschaftlich erarbeitete Dokumentation der Leistungen und Lücken der kirchlichen EZ im Gesundheitssektor und deren Analyse – und darüber hinaus – fehlt weitgehend. Hierdurch ist der Wettbewerb um internationale Projektmittel erschwert.

Die Beziehungen der kirchlichen Gesundheitsdienste zu ihrem Staat waren und sind politisch und fachlich wiederholten Wechseln unterworfen, insbesondere die Integration in den staatlichen Gesundheitsrahmen, die Abhängigkeit von finanziellen Leistungen des Staates zu Personal, Medikamenten und Investitionen sowie die Integration von kirchlichen Mitarbeitern in staatlich organisierte Weiterbildung Der Mangel an Pensionsfond- und Bonuszahlungen in der Kirche führt zu häufigen Abwanderungen von Fachkräften zum Staat. Die Zusammenarbeit mit anderen Kirchen über ökonomische, nationale Gesundheitsorganisationen, z.B. CHAN, CHAG, ZACH wird zu wenig unterstützt. Sie können ihre Aufgabe als Gesprächspartner mit eigenen Einrichtungen, Staat und internationalen Gebern nur schwer wahrnehmen. Die Koordination und Geldflüsse innerhalb der Diözesen und zwischen den Diözesen sind gewachsen, bedürfen vor allem klarer Beauftragungen durch die Bischöfe und Orden.

Die beiden letzten Anhänge sind lediglich einige Zahlen aus dem Werk Misereor. Wenn Sie die ein wenig anschauen – es sind sehr aktuelle Zahlen von 2006 – werden sie den Rückgang der Gesundheitsdienste auf der Finanzseite sehen. Im Sektor „Gesundheit“ wurden nur noch 10,7 Mio. EUR für 156 Projekte von insgesamt 146,6 Mio. EUR für 1419 Projekte ausgegeben, während z.B. „Rahmenbedingungen und Gesellschaft“ oder „Arbeit, Landwirtschaft, Ernährung und Soziales“ als die beiden größten Sektoren 44,1 bzw. 36,8 Mio. EUR erhielten. Für Gesundheit ist also zwar noch Einiges an Geld angesetzt, aber das sind die Sondereffekte von HIV/Aids.

Der Weg in die missionsärztliche Tätigkeit

Am Anfang meiner eigenen Bewusstseinsbildung zur Beschäftigung mit Afrika und mit der Gesundheit der Menschen dort, stand die – unter Studenten natürlich sehr intensiv und emotional geführte – Diskussion über das überkommene Missionsarztbild. Ich war 1960 zum Medizinstudium nach Würzburg gegangen, weil es dort dieses Missionsärztliche Institut gab, das ja angeblich Ärztinnen,

Ärzte, Krankenschwestern, Hebammen, und was man weiter als medizinisches Fachpersonal bezeichnet, für diesen Einsatz draußen aussandte. Wir waren in meiner Gruppe, in meinem Jahrgang, etwa 30 Studenten und 20 Studentinnen und haben uns mit der Geschichte des eigenen Ladens auseinander gesetzt. Aber wir haben damals vor allem intensiv diskutiert. Wir waren auch sehr politisch engagiert. Wir waren konfrontiert mit diesem alten Missionsarztbild, als einem Teil der Missionierung. Nicht dass wir Verkündigung grundsätzlich abgelehnt hätten – in keiner Weise, wir waren ja alle in Jugendgruppen, Pfarreien oder wo immer entsprechend domestiziert geworden. Aber wir wollten nicht mehr Vorläufer sein. Wir wollten nicht selbst verkünden, sondern wir wollten eine eigenständige medizinische ärztliche Arbeit leisten. Wir wollten an der neuen Freiheit mitarbeiten, die Afrika gerade zu diesem Zeitpunkt, in dem ich anfing, erworben hatte. Die Rede von Harald MacMillan zum *Wind of Change*,[2] die kannte jeder von uns fast auswendig. Jeder war irgendwo mit Kwame Nkruma[3] oder anderen Helden unserer damaligen Wahrnehmung innerlich verbunden. Das war eine Art *Pinups* für uns. Wir wollten hier ein Stück mit gestalten und uns darin engagieren. Ich erinnere mich noch sehr gut an ein sehr erregtes Wochenende am Difäm, zusammen mit [an Rainward Bastian gerichtet] deinem Vorgänger Pastor Scheel, den ich außerordentlich schätzte, zusammen mit unserem damaligen Direktor, einem Benediktiner-Pater. Obwohl wir eigentlich ein Laieninstitut waren, hatten wir damals noch einen Geistlichen als Oberchef – unseren Pater Urban [Rapp], dir [an Rainward Bastian gewandt] ja auch noch sehr wohl bekannt [Einwurf Rainward Bastian: „Mein Vater"]. Wir diskutierten intensiv über den Unterschied zwischen auch eurem Auftrag und unserem Auftrag. Damals ist in mir der Unterschied eingesunken, zwischen der Kombination Arzt plus Theologe, der für euch nach wie vor ein weiterhin gültiges wichtiges Leitbild ist, und der Trennung auf der katholischen Seite: Hier die Verkündigung und hier das *Opus operandi*, das Zeugnis durch die Arbeit.

Diese ärztliche Arbeit, *zusammen* mit Fachkräften vor Ort, nicht *für* – auch das war ein ganz entscheidender Punkt, sollte – und das haben wir, denke ich, in meiner Generation einigermaßen durchgehalten – eigenständig sein, aber auch ganz klar eingebettet in ein *Sentire cum ecclesia* [„Fühlen mit der Kir-

---

[2] Der britische Premierminister (1957–1963) hielt diese berühmte Rede auf seiner einmonatigen Reise durch britische Kolonien in Afrika am 10.1.1960 in Accra (damals Goldküste, heute Ghana) und am 3.2.1960 vor dem Parlament Südafrikas in Kapstadt, um den Weg in die Unabhängigkeit anzukündigen.

[3] Osagyefo Kwame Nkrumah (1909–1972) war erster Premierminister (1952–1960) und Präsident (1960–1966) von Goldküste/Ghana und einer der Begründer des Panafrikanismus.

che“]. Wir haben damals auch diese alten Worte verwendet, die aber nach wie vor in einer universalen Sprache gültig sind.

Es folgten für mich dann vier Jahrzehnte mit sehr spannender Kliniktätigkeit in der Tropenmedizin, aber parallel immer ein Erleben der kirchlichen Entwicklungszusammenarbeit in den diversen Organisationen, die hier nun in diesem Handout ja auch aufgezeichnet sind.

Parallel natürlich mit der Wahrnehmung von DED, von DÜ und all den Organisationen, die in diesen Jahren gegründet wurden, aus ersten Anfängen wuchsen, sehr wechselnde Geschichten hatten, einmal Revoluzzer sein wollten, Systemveränderer, dann sich zurückzogen und wieder angriffen mit einer neuen Ideologie.

Ich habe damals die Aufbauleistungen eines Werkes wie Misereor außerordentlich bewundert, das in den ersten Jahrzehnten im Gesundheitswesen Außerordentliches geleistet hat, mit Aufbau von zahlreichen Krankenhäusern, von Schulen und anderen Gesundheitseinrichtungen, mit dem Ziel, wirklich ein flächendeckendes Netz von kirchlicher Gesundheitsarbeit anzubieten. Das ist in großen Bereichen Afrikas auch erreicht worden. Das war natürlich parallel getragen von den Orden, die in großer Zahl draußen waren. Ich habe auch ein paar Zahlen hier mit angegeben, es waren sehr viele.

Diese Orden wurden später abgelöst von Laienfachkräften, die von der AGEH, von DÜ, vom DED ausgeschickt wurden. Wir haben uns Gott sei Dank nie sehr schwer getan, die Konfessionsgrenzen schon sehr früh zu überwinden. Selbstverständlich waren evangelische Christen bei uns willkommen und unsere Katholen bei euch. Diese Konfessionsgrenzen fielen einfach weg. Da war nicht so tiefe Diskussion nötig wie bei anderen Themen.

Der Umschwung oder der Rückgang der Gesundheitsleistungen in der EZ setzte ab etwa Mitte, sicher bis Ende 1980 ein. Das war so sowohl im staatlichen Bereich, aber gerade auch bei Misereor. Eine neue Generation von Referentinnen und Referenten, aber auch eine neue Leitung führten zu neuen Schwerpunkten. Sie waren von anderen Inhalten erfüllt, sie hatten andere Lernfelder besetzt: Soziologie, Politikwissenschaften, Gemeinwesen, und hatten damit die Fahne der Demokratisierung, des *good governance*, der Friedensarbeit oder einfach der Bewusstseinsorientierung der Partner draußen – ein Wort „Partner“, das geprägt wurde, aber noch keineswegs erfüllt wurde. Auch heute ist das noch alles andere als umfangreich erfüllt.

Es ging zunehmend um ökonomische Inhalte, schon sehr früh. Ich erinnere mich an die sehr wichtige Schrift von Misereor über das nachhaltige Deutschland. Das war ja schon in den 1990er Jahren ein in meinen Augen wichtiger Meilenstein, damals mit dem BUND (Bund für Umwelt und Naturschutz in

Deutschland).[4] Es war zunehmend das Erstarken der Lobbyarbeit in Deutschland. Neben den Aktionen draußen wurde ganz, ganz wichtig die Bewusstseinsbildung in Deutschland, unserer Bürger, und die Einwirkung auf Politik, Verbände und andere maßgebende Gruppen. Im Hintergrund oder als Mahnmal stand immer die Option für die Armen. Wenn wir das Leitwort zum derzeitigen – letztes Jahr geschehen und heute noch gültig – 50 jährigen Bestehen von Misereor anschauen: „Mit Zorn und Zärtlichkeit an der Seite der Armen", dann heißt das Zorn und Reden über die ungerechte Verteilung, über den ungerechten Zugang der Armen zu den Ressourcen dieser Welt, und Zärtlichkeit an ihrer Seite.

Natürlich war mit dieser Umschichtung der Schwerpunkte ein Rückfahren der Gesundheitsarbeit verbunden. Das führte zum Wegfall der Gesundheitsabteilung und einem auch ganz wesentlichen Rückgang der genehmigten medizinischen Fachkräfte über die AGEH. Die AGEH ist ja praktisch eine 100%ige Misereor-Tochter und hängt davon ab. Die Orden mit ihren vielfältigen früheren Gründungen und Leistungen leiden schon seit dieser Zeit unter immer weniger neuen Fachkräften, sie erleben einfach eine Überalterung. Wenn Sie gestern Ansgar Stüfe [als Benediktiner-Bruder und Arzt], meinen lieben Freund, genannt haben, ist mir das natürlich kostbar. Aber er ist ein „*rare bird*". So kann man das umschreiben.

Neue Herausforderungen in den Entwicklungsländern

In den Entwicklungsländern draußen wuchs die Eigenverantwortung der Ortskirche für Hospitäler mit eigenem Personal. In der Schuldenkrise der afrikanischen Länder litten sie alle immens. Wir stehen jetzt nach einer Phase der Ruhe wieder vor erneuten Herausforderungen bis zum Zerfall. Die Finanzkrise ist draußen in vieler Hinsicht furchtbar. Man kann in etwa zwei Linien verfolgen. In den Ländern, in denen die Staaten ihre Hilfe ausbauten und konsolidierten und sich gegenüber dem Auftrag „Gesundheit für ihre Bürger" positiv stellten, ich nenne Ghana oder Uganda, wurden die kirchlichen Einrichtungen, die ja einen erheblichen Teil der Gesamtleistung Gesundheit darstellen, zu einem guten, anerkannten Komplementärfaktor zum Gesundheitsdienst des Staates. In einer großen Zahl draußen, in denen das nicht der Fall war, ist Schlimmes geschehen. Die Finanzkrise in diesen Ländern hat, mit einer ganz massiven Staatsverschuldung, wie in Nigeria oder Kamerun, zu einem Ein-

[4] Zukunftsfähiges Deutschland: Ein Beitrag zu einer global nachhaltigen Entwicklung. Studie des Wuppertal Instituts für Umwelt, Klima, Energie, BUND und Misereor (Basel: Birkhäuser 1996).

schwenken der kirchlichen Gesundheitsdienste in dieses kapitalistische Gesundheitssystem geführt, mit der Suche nach Geld bei den oberen zehn Prozent der Bevölkerung und einem Verlassen der ursprünglichen Aufgaben: der Option für die Armen. Diese Situation haben wir heute in Nigeria oder auch anderen Ländern ganz furchtbar. Hier hat noch keine nachhaltige Erholung eingesetzt.

Etwa ab 1990/1993 – „*Investing in Health*", wir haben es gestern gehört[5] – setzte die Anerkennung der Bedeutung des Gesundheitswesens ganz langsam wieder ein. Gesundheit ist heute als Vorrausetzung für Entwicklung und nicht als eine Folge angesehen. Gesundheit gehört damit ganz in die Mitte der Hilfe und nicht an den Rand. Dazu ist längst auch klar geworden, dass Gesundheit von einer Bedeutung ist im Wirtschaftlichen und kein besserer Faktor für *best return on investment* zu zählen ist als Gesundheit. Kein anderer Bereich kann diese günstigen Voraussetzungen entwickeln, sicher nicht die offene Budgethilfe, über die wir gestern gesprochen haben. Trotzdem ist Gesundheitshilfe noch vielfach zumindest in kirchlichen Reihen als eine Art karitativer Akt angesehen, von dem man sich ja bewusst entfernt hat. Wir machen keine karitative Leistung mehr, sondern wir wollen strukturelle Hilfen, die die Selbstorientierung ermöglichen. Es wurde und wird mir immer noch gesagt, wir haben 40 Jahre Hospitäler aufgebaut und es hat eigentlich nicht zu einer stabilen Gesundheitsleistung geführt. Wir müssen dagegen die klare Erkenntnis setzen, dass wir 30-40 US Dollar pro Jahr und Kopf brauchen, um eine Basisversorgung aufrecht zu halten. Das ist nicht aus Eigenmitteln der Länder und sicher nicht der Kirchen zu erwirtschaften. D.h. Gesundheit wird auf Dauer, um wirklich effektiv zu werden, Zuschüsse von außen brauchen.

Ein Sonderfall sind die Hilfen für Aids-Programme, die jetzt die Zahlenreihen etwas polieren, aber mit der EZ im Gesundheitsdienst eigentlich nichts zu tun haben. Wir sehen das gleiche ja im GTZ- und BMZ-Haushalt. Gesundheitsförderung spielt hier auch keine nennenswerte Rolle mehr, Gesundheitsförderung liegt unter 3%. Wir haben nicht einmal ein aktuelles Sektorpapier, meine Aussage gestern. Insgesamt fristet Gesundheit in der deutschen katholischen wie auch in der staatlichen EZ ein „Nischendasein". Da hilft auch die Bemühung des BMZ, vor allen um Krankenkassensysteme, nur wenig, weil dies nicht mit ausreichenden Mitteln unterbaut ist – auch nicht sein kann, ich sehe das schon klar.

Wo sehe ich nun die wichtigen Entwicklungen in der kirchlichen und staatlichen EZ in den letzten Jahren? Da ist vor allem die Förderung afrikanischer

---

[5] The World Bank/International Bank for Reconstruction and Development, World development report 1993: Investing in health = Background paper series.

Fachkräfte in formaler medizinischer Weiterbildung zu nennen: Facharzt, *Master of Public Health*. Dies geschieht in Deutschland vor allem aber auch mit langsam wachsenden *in-country bursaries* [Stipendien zum Studium im Heimatland], bei DAAD [Deutscher Akademischer Austausch Dienst], KAAD [Katholischer Akademischer Ausländer-Dienst]. Wir von MI [Missionsärztliches Institut] leisten vor allem im nicht-formalen Sektor Hilfe. Wir haben nun eine Zahl von über 500 Kursen, die sich in derzeit 38 Ländern in wechselnden Varianten wiederholen, im Angebot, zu allen möglichen Teilthemen der medizinischen Arbeit. Ein wichtiger Punkt ist die Förderung der Gesundheitsdienste oder der Gesundheitserziehungsleistung der jungen kirchlichen Universitäten mit einer medizinischen Fakultät. Da möchte ich nennen Mwanza in Tansania, Sunyani in Ghana oder Mutare in Simbabwe, eine hervorragende, gemeinsam mit methodistischen Kollegen erbrachte Aufbauleistung. Mit diesen findet auch die eine oder andere Forschungsaktivität statt.

Alte und neue Aufgaben in Deutschland

Von höchster Bedeutung, und das ist sehr gewachsen, ist die fachliche Qualifikation der Entwicklungsfachkräfte, die hinausgehen. Deine Leistung vor allem, Jochen [Diesfeld]. Du hast damit Wesentliches getan. An die DTG [Deutsche Gesellschaft für Tropenmedizin und Internationale Gesundheit] will ich erinnern. Wir selber haben in Würzburg den Weg der Qualifikationen über Promotionen beschritten. Ich habe selber 84 junge Kolleginnen und Kollegen zu Promotionen geführt, alle durchwegs aus dem Bereich der Entwicklungszusammenarbeit, Tropenmedizin, *Public Health*. Eine sehr wichtige Entscheidung ist die Vernetzung im europäischen kirchlichen Bereich über Caritas, über CCEE [Conseil des Conférences Episcopales d'Europe]-Netzwerke, vorbildlich die Zusammenarbeit mit Cordaid.

Ich habe in meinem Handout bei „Problemen“ geschrieben: „Die Auftragssituation der kirchlichen Werke der EZ besonders im Gesundheitswesen ist nicht mitgewachsen mit den globalen Herausforderungen.“ Hier sind erhebliche Lücken entstanden, die Arbeit ist zersplittert und ungenau. Die Deutsche Bischofskonferenz hat hier nicht mit einem Ordre de Mufti geantwortet, sondern sie hat die Gründung eines neuen, inzwischen gut ausgestatteten Instituts beschlossen, das am Montag in Frankfurt eröffnet wird. Ein Institut für Weltkirche und Mission. Ich denke, dass von dort, im Rahmen einer Theologie des Zweiten Vatikanischen Konzils, neue Impulse entstehen können, die diese umgeordnete und in sich nicht mehr stimmige kirchliche Arbeit aufbauen können. Möge es gelingen.

Hier kommt der heutige Anlass, die Dokumentation, gerade richtig. Ich erhoffe mir, dass hier nicht nur eine Dokumentation und eine Analyse der letzten

Jahre entsteht, sondern eine Hilfe, um die Visionen derer, die jetzt dran sind, zu unterstützten, ihnen Irrwege aufzuzeigen und auch einen Anschub zu geben. Danke.

Partnerorientierung: Chancen und Schwierigkeiten

Walter Bruchhausen: Sie haben uns in einer sehr großen Breite die Bezugspunkte für – ich beschränke mich jetzt einmal auf die katholische missionsärztliche Tätigkeit – das Engagement katholischer Gesundheitsdienste in Afrika aufgewiesen. Zwei wichtige Bezugspunkte: einerseits die Orientierung am partnerschaftlichen Vorgehen, an den einheimischen Partnern, andererseits Misereor als der doch entscheidende Geldgeber für diese Arbeit. Misereor hat ja in seiner eigenen Geschichte die auf dieser Tagung immer im Hintergrund stehende Spannung zwischen der Orientierung an kurativen Diensten, an Krankenhausgründungen einschließlich ihrer Unterhaltung und dem späteren Konzept von *Primary Health Care* sehr intensiv durchlebt. Das hat auch einige interne Kämpfe gegeben, als das eine zurückzufahren war, nämlich die Großkrankenhäuser, gegenüber der Basisgesundheitsversorgung. Wenn man aber nun dieses Moment der Partner mit hinein nimmt, dann muss man ja sagen, dass die Wünsche dort gelegentlich in eine andere Richtung gehen. Bischöfe wollen einfach gerne ihr Krankenhaus haben, als ein Symbol des Fortschritts, auch als einen Ort, der Arbeitsplätze schafft. Wie erleben Sie das in Ihrer Arbeit? Wie lässt sich dieses Moment der starken Partner-Orientierung und -Einbindung auf der einen Seite mit diesem Wechsel hin zu *Primary Health Care* auf der anderen miteinander verbinden?

Klaus Fleischer: Es lässt sich verbinden, aber natürlich mit Brüchen und Schwierigkeiten. Haben wir einen Bischof, was es durchaus nicht selten gibt, der – so wie ein Landrat hierzulande – an der klassischen Vorstellung festhält „Ich möchte ein schönes Krankenhaus haben, mit dem ich punkten kann, wo ich einmal im Jahr etwas eröffnen kann“, so muss man ihm sagen: „Das ist vorbei.“ Wenn er aber Gesundheitsdienst der Kirche nicht mit einem Großkrankenhaus, sondern mit angepassten kleineren Einheiten, mit einem Netzwerk, das auch nicht nur rein kurative Dienste umfasst, verstanden hat, dann sieht er uns an seiner Seite. Die Zahl dieser Bischöfe wächst, und es ist eine unserer Aufgaben, in vielen, vielen Seminaren die Herren abzuholen. Es gelingt nicht überall, aber es gelingt. Ich darf das z.B. sagen, weil ich seit vorgestern Abend weiß, dass es in der Ukraine gelungen ist. Für uns ganz ungewöhnlich, wir sind ja auch im HIV/Aids-Bereich in Sibirien intensiv tätig, nicht nur in Afrika. Ganz plötzlich kommen nun die ukrainischen Bischöfe mit einem

Vorsitzenden und sagen. „Wir müssen umdenken." Das sind für uns eine Art Sternstunden, und das gibt es natürlich auch in vielen Ecken Afrikas.

Walter Bruchhausen: Das würde jetzt die Ebene der leitenden Partner betreffen. Wie sieht es denn jetzt auf der Ebene des Gesundheitspersonals aus? Es war ja lange Zeit doch so, dass die kirchlichen Gesundheitseinrichtungen bei einheimischem, afrikanischem Personal beliebt waren, weil die Gehälter etwas regelmäßiger gezahlt wurden, weil die Ausstattung doch besser und die Arbeit von daher befriedigender war. Nun hat es gerade in Tansania auch in den letzten Jahren Veränderungen gegeben, wir haben die Budgets jetzt angesprochen, die dazu führen, dass die Bezahlung an staatlichen Krankenhäusern etwas besser geworden ist. Insgesamt ist natürlich *Brain drain* von qualifizierten Kräften aus afrikanischen Ländern in andere besser gestellte afrikanische Länder, aber auch Länder außerhalb Afrikas ein großes Problem. Haben da kirchliche Gesundheitsdienste etwas anderes anzubieten als etwa staatliche?

Klaus Fleischer: Mittelfristig ja. Ich denke, durch eine intensive Weiterbildung, die ihnen einfach das Zeichen gibt, man kümmert sich um sie, und eine Weiterbildung, die dann auch so strukturiert sein muss, dass sie vom Staat anerkannt wird. Früher haben wir Kurse durchgeführt und ihnen hinterher ein Papier dafür gegeben, dass sie Ultraschall oder irgendwas anderes gelernt haben. Das hat jedoch niemanden gekümmert. Wenn dies aber vorher abgesprochen und mit Punkten im System anerkannt ist, dann funktioniert das. Wir kümmern uns an den zentralen Lehrkrankenhäusern, die es ja auch allmählich gibt, oder an den Universitäten um die Weiterbildung von jungen Leuten, die im Lande bleiben wollen. Die wollen nicht mehr alle nach London oder Neuseeland, sondern die wollen etwas tun. Aber sie müssen gefördert werden. Es ist ein strukturelles Problem, wenn sie als Krankenhausverwalter nach wie vor einen Pfarrer haben, der das nicht gelernt hat. Dann wird es zu Brüchen kommen. Haben sie aber einen ausgebildeten Mann, der auch etwas vom Gesundheitsbudget versteht, dann kommt der mit seinen Doktoren besser zurecht. Das nimmt zu, und die finanzielle Seite ist nach wie vor bunt. Denn die Kirchen können nicht die Pensionsfonds zahlen wie der Staat – in der Regel, nicht in allen Ländern. Sie wissen alle, in wie vielen es nicht klappt. Aber da können wir noch nicht genügend mithalten. Diese Systeme sind dabei, ganz langsam Rückstellungen für Alterszeiten aufzubauen.

Diskussion: Kooperation der Kirche mit Staat und anderen Religionen

Walter Bruchhausen: Wie sieht die Einschätzung bei den anderen Zeitzeugen hinsichtlich der Frage der Zusammenarbeit zwischen staatlichen und kirchlichen Gesundheitseinrichtungen aus?

Stefan Schubert: Ich hätte die Frage, ob es auch eine Zusammenarbeit mit anderen Religionen in den Ländern des Südens gibt? Wenn wir allein schon an Indien denken. Wir haben ja dort ebenfalls Einrichtungen der Hindus. Selbst in den klassischen Ländern wie Tansania steigt die Zahl von Muslimen auf vielleicht 30-50 Prozent. Gibt es da eine Zusammenarbeit? Gibt es vielleicht sogar eine Zusammenarbeit mit atheistischen Organisationen? Ein Beispiel, das ich in Äthiopien als sehr positiv empfunden habe, als damals die HIV-Epidemie immer größer wurde, war, dass im nationalen Aids-Komitee der Patriarch der Koptischen Kirche, der Obermufti der Muslime und natürlich ein staatlicher Vertreter gleichberechtigt vertreten waren. Gibt es Zusammenarbeit mit den anderen Religionen?

Klaus Fleischer: Die gibt es sehr wohl. Natürlich hängt sie immer von dem persönlichen Auftreten der einzelnen Herren – überwiegend Herren! – ab, wie sie miteinander zurechtkommen. Aber es gibt sie! Du sprichst die Muslime an. Das ist einerseits sehr wichtig und erfreulich, aber viele, vor allem der modernen Kirchenführer sind gar nicht so glücklich, dass sie in der leidigen Kondomfrage jetzt von den Muslimen überholt werden, die das Kondom oft sehr viel schlimmer, sehr viel schärfer ablehnen als unsere päpstliche Leitung. Wir an der Arbeitsbasis und eine Reihe von Bischöfen vor Ort sind darüber gar nicht so glücklich, dass wir in diesem Punkt jetzt einen Schulterschluss haben, bei aller sonstigen Zusammenarbeit. Es hat also auch seine Varianten. Aber ich habe mit einer Reihe von Muslimen in Nordghana sehr gut zusammen beraten, zu Impfprogrammen, die ewige leidige Polio-Schluckimpfung war dort draußen ein Thema. Also: Es geht.

Wolfgang Bichmann: Nach dem guten Vortrag habe ich so das Gefühl, dass natürlich viele Probleme genau spiegelbildlich die sind, die wir auch in den staatlichen Gesundheitsdiensten sehen. Ich hatte gestern kurz gesagt, das Problem an diesen neuen *Aid modalities* ist, dass die Mittel zunehmend nur an die Staaten gehen, und die nichtstaatlichen Organisationen nicht mehr so wie früher relativ leicht auch daran partizipieren können. Nun versucht man die Staaten zu beeinflussen, pluralistischer zu denken, vielleicht auch Verträge mit nichtstaatlichen Trägern zu machen, um Gesundheitsversorgung anzubieten.

Häufig ist es aber, glaube ich, auch so, dass sich bei den von dir genannten Pfarrern oder Bischöfen, die der Diözese vorstehen, auch nur das eigene Krankenhaus oder der eigene Gesundheitsdienst im Blick befindet. Gibt es da irgendeine Kommission, eine Institution, wie man da diese Kooperation auf der Ebene des *Opus operandi* hinkriegt, oder überlässt man das jedem einzelnen?

Klaus Fleischer: Die gibt es sehr wohl. Es gibt praktisch in all diesen Ländern, ich habe ein paar aufgeführt, christliche Zusammenschlüsse im Gesundheitsbereich, das ist z.B. ZACH, *Zimbabwe Association of Christian Hospitals*, oder CHAG, *Christian Hospital Association of Ghana*, nur um noch einmal zwei Beispiele zu nennen. Sie werden unterschiedlich stark von ihren jeweiligen Auftraggebern unterstützt. Da, wo sie den Rückhalt haben, funktioniert das auch, da sind sie gute Gesprächspartner für den Staat und für große internationale *Donors*. Wo es nicht so ist, sind sie schwache „Papiertiger". [An Rainward Bastian gerichtet:] Ich weiß nicht wie ihr das seht, aber ihr werdet eine vergleichbare Erfahrung haben.

Rolf Korte: Es ist ja so, dass sich die Politik eben dafür entschieden hat, große Mittel in Initiativen wie den *Global Fund* zu geben, der ja heute der größte Finanzier für Gesundheitsmaßnahmen ist. Mir ist bei unserer Evaluierung aufgefallen, dass eigentlich wenig Mittel an kirchliche Organisationen gehen und ich habe versucht, der Frage nachzugehen, warum das so ist. Es ist mir eigentlich nicht so recht gelungen, denn die Kirchen haben ja eigentlich die Möglichkeiten im Rahmen des sogenannten *Country Co-ordinating Mechanism* mitzuwirken, sie sitzen da ja auch häufig drin. In Kenia wurde mir gesagt, dass die Kirchen ungern unter *civil society* subsumiert werden, weil damit ein Problem des Selbstverständnisses angesprochen wird und sie deshalb das nicht beantragen. Aber so ganz plausibel scheint mir dies noch nicht, denn ich meine, da wäre natürlich enormes Potential. Zumal ich in Kenia gesehen habe, dass nur 25 Prozent der Betten überhaupt belegt sind – wegen der Kosten, die nicht eingespielt werden können – und damit natürlich der ganze kirchliche Gesundheitssektor erheblich gegenüber dem staatlichen Sektor zurückfällt, der dann immer noch kostengünstigere Dienste anbietet. Inzwischen, wie du eben schon andeutetest, ist es ja auch so, dass das Personal in den staatlichen Dienst zurückgeht, weil sie dort halbwegs vernünftig vergütet werden.

Klaus Fleischer: Ich sehe es weiterhin mit großem Kummer, dass kirchliche Organisationen nicht an den großen staatlichen Zuwendungsprogrammen beteiligt werden, von einzelnen Punkten immer abgesehen. Natürlich liegt es an beiden Seiten, aber es ist keine genügende Aura der Zusammenarbeit entstanden, gerade auch auf den staatlichen Seiten draußen. Die *Ministries of*

Health sagen: „Wir haben jetzt einen Zugang zu diesem oder jenem Programm, das ist unser Geld, und da habt ihr keinen Anteil daran. Geht Ihr zu euren traditionellen Quellen." Ein Wort, das wir immer wieder hören! Diese traditionelle Quellen und unser kirchlicher Hintergrund bringen aus den verschiedenen hier aufgeführten Gründen nicht mehr so viel. Die können das nicht mehr. Auch bei einem qualifizierten Antrag ist das kaum zu durchbrechen. Ein praktisches Beispiel: Jetzt schon seit dem dritten Jahr kämpfen wir darum, Zuwendungen zur Bekämpfung der Bilharziose oder Schistosomiasis am Volta See in Ghana zu bekommen. Ein riesiges *Public-Health*-Problem. Die Kirche ist dort sehr stark aufgestellt, aber niemand von ghanaischer Seite ist bereit, uns hier sozusagen als Speerspitze gegenüber den internationalen Geldgebern zu dienen.

Rolf Korte: Die Bilharziose ist ja da auch gar nicht mit drin, die hat ja auch keine internationale Priorität mehr. Und ich darf da mal ein bisschen zurückstoßen. Mein Eindruck ist es, und ich habe auch mit Christoph Benn (Direktor für Außenbeziehungen beim Globalen Fond, Genf) drüber gesprochen, dass dies auch am mangelnden Engagement der Kirchen in den *Country Coordinating Mechanisms* bei den Anträgen liegt, weil man sich da um die Gelder bemühen müsste. Da gibt es natürlich diese Spannung zwischen NGOs oder nichtstaatlichen Strukturen einerseits und staatlichen Strukturen andererseits. Es gibt ja in einigen Ländern sogar einen separaten Kanal für nichtstaatliche Strukturen. Solche Kanäle werden offensichtlich nicht ausreichend genutzt.

Klaus Fleischer: Ich stimme dir zu. Wir haben häufig nicht genügend Fachpersonal, das vor Ort diesen Auftrag hat und ihn umsetzt. Da braucht es jemanden, der die Stiefel anzieht und sagt: „Ich kämpfe jetzt darum, dass wir da hinein kommen!" – mit einem HIV-, Tbc-Programm oder Ähnlichem. Denn dann wendet man sich lieber an eine große nicht-kirchliche Organisation und bekommt so einen Teil der Brötchen, aber längst nicht das, was man tun sollte, nämlich ein gemeinsames Programm mit einem zivilgesellschaftlichen Anteil.

Lernprozesse auf deutscher Seite

Walter Bruchhausen: Wir haben jetzt im Rückblick auf diese 60 Jahre mehrere Lernprozesse angesprochen: Die Lernprozesse der Gesundheitsberufe im Missionsdienst, die sich emanzipiert haben von der Unterordnung unter die Verkündigung des Wortes zu eigenständigen Diensten; die Lernprozesse von Bischöfen, die vom Großkrankenhaus Abschied nehmen mussten und kleinere Gesundheitseinrichtungen fördern; die vielleicht noch ausstehenden Überzeugungsprozesse bei staatlichen und internationalen Geldgebern, kirchliche Dienste stärker mit einzubeziehen; die Afrikanisierung von Krankenhäusern, sprich die Ausbildung der Einheimischen, die in diesen 60 Jahren quasi lückenlos die Leitung des Gesundheitsdienstes übernommen zu haben. Ein Bereich ist jedoch noch nicht angesprochen worden, nämlich die Frage, wie die hiesigen Unterstützerkreise eigentlich in diesen 60 Jahren gelernt haben – oder vielleicht auch nicht. Der Spender, der ja in den letzten Jahren sehr stark auf den Bereich der humanitären Hilfe setzt, weil dieser ihm sichtbarere Erfolge verspricht als längerfristige Entwicklungskooperation; auch vielleicht der Kirchensteuerzahler oder diejenigen, die dann über die Mittelverwendung entscheiden, etwa die Bischöfe hier in Deutschland. Wie würden Sie da den entsprechenden Bewusstseinsbildungs- und Lernprozess sehen?

Klaus Fleischer: Noch keineswegs da angelangt, wo er sein sollte. Die Darstellung der kirchlichen Aktionen hat sich maßgeblich verbessert. Wir haben ja auch darüber gestern gesprochen – von der Hungerhand zum Pflänzchen. Aber das ist noch verbesserungswürdig. Wir haben natürlich die traditionellen Älterwerdenden, die sicher noch auf das hungernde Kind abfahren und auf den Missionar, der dort seine gute Hand darüber hält. Das ist nicht mehr die Zukunft! Es muss vielmehr Teilen vermittelt werden, auf einem ganz modernen, nachvollziehbaren Weg, an die heute spendenkräftige mittlere Altersschicht. Da sind wir noch nicht weit genug. Es müssen Verbesserungen eintreten, gegen die Zersplitterung der kirchlichen Werke, mit einer neuen Beauftragung und dann einer angemessenen öffentlichkeitswirksamen Werbung und Darstellung. Nicht bloß Werbung, sondern eine sachliche Darstellung mit einer Offenlegung sämtlicher Daten ist von größter Bedeutung. Dahin ist noch ein Weg zu wandern.

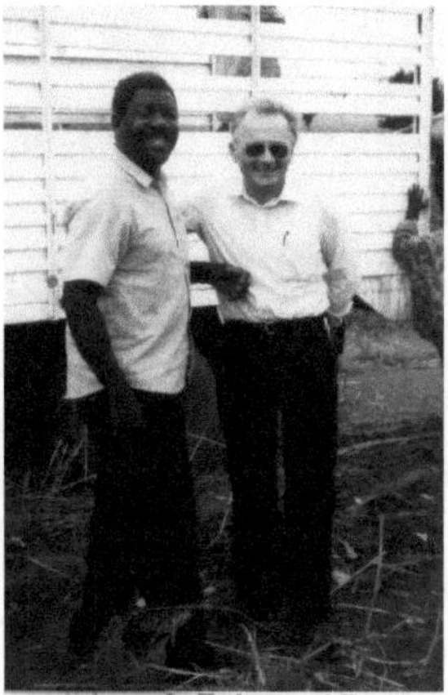

Abbildung 2: Rainward Bastian 1995, mit Mwashamba in Mbozi, Tansania

Dr. Rainward Bastian

wurde 1943 geboren. Sein Medizinstudium schloss er 1968 ab und wurde 1970 approbiert. Er beschäftigte sich bereits 1971 mit der Medizin in Entwicklungsländern und erwarb das *Diploma for Tropical Medicine and Hygiene* (DTM&H) in Liverpool.

1971 bis 1974 war er als *Medical Superintendent* im District Hospital Mbozi in Tansania tätig. Anschließend spezialisierte er sich in Neurologie und Psychiatrie und erlangte 1979 den Facharzt.

Von 1982 bis 2007 war er als Direktor des Deutschen Instituts für Ärztliche Mission (DIFÄM) in Tübingen tätig. In dieser Position war er verantwortlich für Gesundheitsprogramme der evangelischen Kirche in mehr als 50 Ländern. Er leitete die Supervisionen und konzipierte Fortbildungen für das Gesundheitspersonal in den jeweiligen Ländern, etablierte eine Abteilung für Studien zur kirchlichen Gesundheitsversorgung und unterstützte die Finanzierung von HIV/Aids Programmen in mehr als 20 Ländern.

Gleichzeitig arbeitete er in Vorständen verschiedener von den Kirchen finanzierter Nicht-Regierungs-Organisationen in Deutschland und anderen Ländern.

Er war Direktor der Tropenabteilung des Paul-Lechler Krankenhaus in Tübingen und unterstützte das "Tübingen-Projekt", ein gemeindegestütztes Programm zur palliativen Versorgung von Sterbenskranken und Patienten mit Aids. Von 1981 bis 2008 war er Mitglied des Verwaltungsrats von "Brot für die Welt". Die Schwerpunkte seines Interesses lagen bei Gesundheit und Menschenrechten, Gender-Aspekten und seit 1986 auch bei HIV/Aids. Von 1989 bis 1992 war er im Vorstand des Missionsärztlichen Instituts in Würzburg.

Von 1983 bis 1998 war er Vorstandsmitglied der *Christian Medical Commission* im Weltkirchenrat (*World Council of Churches* – WCC). Thematische Schwerpunkte waren u.a. HIV/Aids, die antiretrovirale Therapie als ein globales Menschenrecht und die Bewusstseinsentwicklung für Fragen der Geschlechterungerechtigkeiten.

Ausgewählte Publikationen

- 13 Empfehlungen zur besseren Arzneimittelversorgung der Dritten Welt, in: Klaus Lefringhausen (Red.), Arzneimittelversorgung in der Dritten Welt = Texte zum kirchlichen Entwicklungsdienst 30 (Frankfurt/M.: Lembeck 1983).
- [Interview] Am Scheideweg zwischen Wirtschaftlichkeit und Nächstenliebe?, in: Diakonie (2001, 2) 24-28.
- Beiträge v.a. in: Nachrichten aus der Ärztlichen Mission, hg. v. Deutschen Institut für Ärztliche Mission, (bis 1999) und DIFÄM-Aktuell (ab 1996).

Kirchliche Gesundheitsarbeit auf evangelischer Seite

Oliver Razum: Wir bleiben beim Thema kirchliche Gesundheitsarbeit, mit Herrn Dr. Rainward Bastian. Er hat 1971 bis 1974 als ärztlicher Leiter des Distriktkrankenhauses in Mbozi/Tansania gearbeitet, war dann ein Vierteljahrhundert lang von 1982–2007 Direktor des Difäm in Tübingen, des Deutschen Instituts für Ärztliche Mission, das im Jahr 2006 sein 100 jähriges Jubiläum gefeiert hat. Er bekleidete wichtige Funktionen in der Kirchenpolitik, war im Bewilligungsausschuss von „Brot für die Welt" von 1981–2008 und *Board Member* einer Kommission des Weltrats der Kirchen von 1983–1998. Bevor wir in die Diskussion einsteigen, werden wir einen Vortrag hören: „Eine ökumenische Initiative der Selbsthilfe. Von der ärztlichen Mission zur selbstverantworteten kirchlichen Gesundheitsarbeit" – mit einem ganz praktischen Beispiel aus Indien.

Eine ökumenische Initiative der Selbsthilfe – Von der ärztlichen Mission zur selbstverantworteten kirchlichen Gesundheitsarbeit

Rainward Bastian: 1968 wenden sich die Ärztin und der Arzt Mabelle und Raj Arole in Indien von dem üblichen Modell „Missionskrankenhaus" ab und gründen das *Jamkhed Comprehensive Rural Health Program*. Sehr bewusst in ihrem Engagement als Christin und Christ, hatten sie Medizin studiert, um wirtschaftlich armen Menschen in ihrem Land medizinisch zu helfen. Kurz nachdem sie ihre Arbeit in einem Missionshospital begonnen hatten, stellten sie fest, dass die Kranken mehr aus der Mittel- oder gar aus der reicheren Bevölkerungsschicht kamen.

Ihre Kritik: Die Ursachen von Krankheit werden nicht beseitigt, krank machende Umstände in der Umgebung der Kranken bleiben bestehen. Das Missionskrankenhaus ist gewissermaßen nur auf Reparatur ausgerichtet. Es geht zu sehr immer nur um Individuen, nicht aber um die Gemeinschaft, die insgesamt betroffen ist. Vor allem aber: Um finanziell zu überleben, muss das Krankenhaus relativ hohe Gebühren erheben, aus Sicht der Umgebung liegt Ausbeutung vor, die am meisten betroffenen wirtschaftlich armen Schichten haben keinen Zugang zu lebenswichtigen Diensten. Schlimmer noch: Falls in Krankheitsnot doch eine wirtschaftlich arme Person behandelt wird, kann dies leicht zum bleibenden finanziellen Ruin der Familie führen.

Der Weg der Aroles bis zur Gründung des Programms in Jamkhed, 400 km östlich von Bombay Ende der 60er-Jahre: Ausbildung *„Community Health"*;

Ausführliche Planungsdiskussion mit Menschen vor Ort, Verantwortlichen und Behörden; Projektantrag zur externen Finanzhilfe. Ausgerechnet die Verzögerung der Projektbewilligung brachte einen entscheidenden Schlüssel zum Erfolg, der drängendste Wunsch der Menschen vor Ort wurde erfüllt und mit „Brot für die Welt“-Geldern erhielt der lokale Hindutempel eine Restaurierung und den neuen Farbanstrich.

Mein Besuch ca. 10 Jahre nach Gründung: Das Programm hatte wirklich Leben und Gesundheit der 40 000 Menschen in der Umgebung im Blick. Die Ärztin, der Arzt, das Team waren ohne Zweifel in äußerster Weise medizinisch gefordert. Zusätzlich durchleuchteten sie jeden Lebensaspekt der Gemeinschaft auf seine Gesundheitsbedeutung und sprachen mit den Betroffenen mögliche Änderungen an: Wasserversorgung und Sanitation, Ernährung, Tierhaltung, Bestellung des Landes und Bewässerung, Ausbildungssystem, Soziale Struktur, insbesondere Ausbeutung der armen Schichten, politische Entscheidungsstruktur, Fürsprache und Einfordern von Rechten bei Behörden und staatlichen Entscheidungsträgern. Mutter-, Kindergesundheit waren besonders im Blick und neu/wiederentdecktes medizinisches Wissen wurde auf allen Ebenen angewandt: Dorfhelferinnen überwachten Schwangerschaft und Entbindung, Impfung, orale Rehydratation, *child spacing*, Kinderernährung, *road-to-health chart*, Hygiene, Erste Hilfe vor Ort.

Schlüsselfunktionen hatten Dorf-Committees, ohne deren Mitwirkung und Verantwortung keine Entscheidung fiel. DorfhelferInnen zumeist aus nicht privilegierten Kasten, die wirklich Lebenserfahrung hatten und die Hauptarbeitslast trugen. Diesen Frauen und Männern gilt tiefster Respekt. Demonstrativ schliefen die Frauen unter ihnen, trotz extremer Kastenunterschiede, während ihrer Ausbildung unter einer einzigen ca. 15 m langen Decke. Eine von ihnen sagte im Gespräch, wenn einmal das Licht in einem Dorf angezündet ist, kann es nicht wieder verlöschen. Mehrere von ihnen präsentierten die Ergebnisse ihrer Arbeit mit großem Selbstbewusstsein und Stolz und ohne Scheu vor Tausenden von Zuhörenden auf internationalen Kongressen.

Jamkhed bekam Schrittmacherfunktion für eine Bewegung ähnlich ausgerichteter Programme. Staatliche Programme in Indien übernahmen das Konzept und ließen zu Hunderten ihr Personal und *Community Health Worker* ausbilden. Der Erfolg war überwältigend, kritische Gesundheitsindikatoren besserten sich dramatisch.

Bei allen Unterschieden vergleichbarer Programme auf verschiedenen Kontinenten, welche essentiellen Elemente hatten sie gemeinsam? Über Kasten-, Klassengrenzen, religiöse Grenzen hinweg, jede Person hat ihren besonderen Eigenwert (Ebenbild Gottes). Rückbesinnung auf traditionelle Werte. Jede Person sollte auf ihre Beteiligung und Verantwortung angesprochen werden. Repräsentative Komitees. Ausbildung und maßgebende Aufgaben für Laien.

Traditionelle und wissenschaftliche Kenntnisse, angemessene Technologie, auch über Gesundheitsfragen hinaus wurden nutzbringend eingesetzt.

Neubesinnung der ärztlichen Mission

Bereits gut zehn Jahre vor der Gründung des Jamkhed Programms hatte eine Arbeitsgruppe des Weltrates der Kirchen gravierende Schwächen der Missionskrankenhäuser, des gesamten Systems der Ärztlichen Mission aufgedeckt. Kritik: Reparaturbetrieb, nur geringe Auswirkung auf Entstehung der Krankheiten (Prävention klein geschrieben), und hohe finanzielle Last für die Betroffenen, finanzielle Ausbeute, fortbestehende Abhängigkeit der von Übersee selbstständig werdenden Kirchen, personell, finanziell, strukturell-kulturell. Das *Western medical model* wurde exportiert.

Der von Christus gegebene „Auftrag zu heilen“ war unverstanden geblieben, gar missbraucht worden, statt von der Gemeinde aufgenommen zu werden, wurde er fälschlicherweise an die moderne Medizin abgeschoben. Zu diesem „Auftrag zu heilen" formulierte eine Arbeitsgruppe im Difäm 1964 (Konsultation Tübingen I) u.a. die folgenden Sätze:

> „Die Besonderheit christlichen Verständnisses von Gesundheit (volle Gesundheit im Sinne von Heil) und Heilung ist damit gegeben, dass Heil und Heilung nach christlichem Glauben in Gottes Plan für die Erlösung der Menschheit eingeordnet sind.
>
> Christliches Verständnis von Heilung leitet sich in erster Linie davon ab, was Heilen im Wirken Jesu bedeutete. Dort war es ein Zeichen des Einbruchs der Kräfte des Reiches Gottes und der Entthronung der Kräfte des Bösen. Die daraus geschehende Heilung war nichts Statisches, kein wiederhergestelltes Gleichgewicht, sondern eine durch Jesus vollzogene Hineinnahme in die siegreiche Auseinandersetzung des Reiches Gottes mit den Kräften des Bösen.
>
> Ein Verständnis von Heilung lediglich im Sinne von wiederhergestelltem Gleichgewicht, von statischer Ganzheit, kann weder die Probleme menschlicher Schuld oder des Todes noch die Probleme von Angst und der Bedrohung durch Sinnlosigkeit beantworten, welche Projektionen der Schatten des Todes im menschlichen Leben sind.
>
> Gesundheit im christlichen Verständnis heißt andauernde siegreiche Auseinandersetzung mit den Mächten, die das Sein und die Güte Gottes verneinen. Sie ist ein Leben, welches den Tod und die Angst des Todes schon überwunden hat.“

Die Kirchen in allen Regionen der Welt begannen unter Führung der vom Weltrat der Kirchen 1968 gegründeten Christlich Medizinischen Kommission einen intensiven Studienprozess zu diesem Heilungsauftrag.

- Zusammenarbeit mit der WHO und Formulierung der PHC-Grundsätze

- Vorbereitung und Durchführung von Regionalkonferenzen unter dem Thema „*The Christian Understanding of Health, Healing and Wholeness*“
- Kritische Analyse der bestehenden kirchlichen Gesundheitsarbeit, der Ärztlichen Mission in jeder Region
- Rückbesinnung auf Werte der eigenen Kultur und der traditionellen Medizin
- Vergleich mit anderen medizinischen Modellen in der Region
- *Best Practice* Modelle der Region
- Festlegung von Zielen und Strategien nötiger Reformen

Schlüsselvorhaben:

- Gemeinde getragene Medizin
- Durchdringung des Gemeindelebens vom richtig verstandenen Heilungsauftrag her (*The Church is Healing*)
- Reformieren der medizinischen Institutionen der Kirche
- Von der Kirchenführung weitgehend unabhängige Leitungsstruktur
- Beseitigung von Schwächen der Verwaltung
- Systematische Fort-, Weiterbildung, Personalförderung
- Technologievereinheitlichung
- *Rational Drug Use* (*Ecumenical Pharmaceutical Network*)

Immer wieder das Bemühen: Institutionelle und Gemeinde-getragene Medizin müssen sich ergänzen, können nur gemeinsam volles Potential entfalten. Der *Christian Medical Commission* des Weltrates der Kirchen und den *Christian Health Associations* (Dachorganisationen kirchlicher Gesundheitsarbeit, oft im ökumenischen Verbund) in über 30 Ländern vor allem Afrikas und Südostasiens fielen bei diesen Vorhaben eine Hauptaufgabe zu, in wechselseitig lernendem, ökumenischem Prozess sollte die Umsetzung erfolgen.

Tabelle 1: Christliche Gesundheitseinrichtungen und ihr geschätzter Anteil der medizinischen Versorgung in einigen ausgewählten Ländern mit niedrigem Einkommen

Länder	Anzahl kirchlicher Gesundheits-Institutionen	Geschätzter Anteil an der Versorgung
Kamerun	301	20%
Ghana	138	35%
Kenia	80	40%
Lesotho	83	40%
Malawi	153	37%
Nigeria	354	n/a
Tansania	151	48%
Uganda	391	53%
Sambia	100	30%
Simbabwe	90	30%
Indien	3339	12%

Bilanz

Welche Bilanz etwa zum Zeitpunkt der Jahrtausendwende mit kritischen und erfreulichen Gesichtspunkten muss gezogen werden? Der Übergang von ärztlicher Mission zu einer in jedem Land verankerten selbständigen kirchlichen Gesundheitsarbeit ist weitgehend abgeschlossen. Mission bedeutet nicht: Wir gehen dorthin. Mission bedeutet: Gott ist immer schon da.

Oft trägt der Kirchliche Gesundheitsdienst institutionsgebunden immer noch ausbeuterische Züge – das Beispiel von Ihnen, Herr Korte, zeigt es. Die Anwaltfunktion der Kirchen zur Mobilisierung zustehender öffentlicher und internationaler Finanzmittel hat wachsende Bedeutung. Die Kirche hat den Heilungsauftrag besser verstanden, wirksamer aufgenommen, eigene kulturelle Werte der jeweiligen Region wirksam in ihr Leben aufgenommen. Aber immer neu muss sie sich aktiv um eine Unterscheidung von "selbstherrlicher" Eigendynamik eines nur von sich selbst her denkenden medizinischen Systems einerseits und berechtigten Anliegen dieses Systems andererseits bemühen und aus den Erkenntnissen die Konsequenzen ziehen.

Die Hoffnung "Jamkhed flächendeckend" konnte nicht verwirklicht werden. Allerdings, an vielen Stellen der Welt, der kirchlichen Gesundheitsarbeit weltweit, werden die "Impulse Jamkhed" zum Wohle von Millionen aufgenommen und umgesetzt. Und dies ist immer wieder neu eine Herausforderung.

Oliver Razum: Vielen Dank, Herr Bastian für einen sehr eindrücklichen Vortrag. Was mir aufgefallen ist, ist der sehr starke positive Impuls, den Sie an dem Jamkhed-Projekt aufgezeigt haben, vielleicht ergänzend zu den Herausforderungen, die Herr Fleischer in den Vordergrund gestellt hat. Sie haben aber zum Schluss auch sehr eindrücklich gesagt, Jamkhed hat Impulse gegeben, aber hat nicht den Weg gewiesen. Können Sie versuchen zu analysieren, warum eigentlich dieses, zunächst überzeugende Konzept, nicht flächendeckend umzusetzen war?

Rainward Bastian: Ich muss Ihnen gestehen, dass ich 1982, als ich in Jamkhed war, naiv an die Sache herangegangen bin. Es war so überwältigend, so schön und ich ging dann auch noch zu anderen Programmen in Indien. „*Health for the million*" war ein Beispiel, ein Programm der katholisch-orthodoxen Kirche in Kerala, sein Bischof machte wirklich Druck. Und ich stand unter dem Eindruck, das alles sind Selbstläufer. Das Gegenteil war der Fall. Es war immer wieder neu ein Wunder, dass die richtigen Elemente zusammen kamen. Eben die Überzeugung, die Kraft dieser Aroles oder des Bischofs. Die Personen waren wichtig, das Geld, die Ausrichtung aller Beteiligten in der Umgebung, die Akzeptanz. Die Geschichte des Hindutempels gilt beispielhaft. Sie war für traditionelle ärztliche Missionen ein Tabubruch. Aber es war der Durchbruch in Jamkhed. Die Aroles sind fromme Leute. Sie haben nicht versucht zu missionieren, aber die betroffene Bevölkerung wurde von überwältigender Dankbarkeit erfasst.

Es gab viele Faktoren, die gut zusammenkommen mussten, und es musste wirklich der entschiedene Wille vorhanden sein. Wie gesagt, die Versuchung auch gerade des westlich-medizinischen Modells, wo man rasch mal heilt, war immer da. Die langfristige Perspektive musste allerdings immer den Ausschlag geben.

Sie haben da ein komisches Zitat von mir wiedergegeben: „Man muss etwas machen", das ist die eine Seite. Natürlich war es ein Schwung, der mich auch ergriffen hatte, nachdem ich in Liverpool beim Tropenkurs war. In Tansania merkte ich bald die andere Seite: Warten und pressieren, die zwei Zügel gehören zusammen.

Oliver Razum: Die Ideen, die in Jamkhed umgesetzt werden sollten, entsprechen ja weitgehend dem *Primary-Health-Care*-Konzept. Können Sie aus Jamkhed aus den positiven und negativen Erfahrungen ableiten, was an *Primary Health Care* hätte anders gemacht werden sollen, um *Primary Health Care* besser umzusetzen, als es tatsächlich geschehen ist?

Rainward Bastian: Diese Sätze, die ich von 1964 zitiert habe, die haben tatsächlich den Umschwung gebracht. Es war ein Umschwung des Denkens, der Einstellung nötig, und das ist es heute noch, wie ich gerade ja auch sagte. Die

Naivität war mein Fehler, es war eine mechanistische Vorstellung, das läuft, wenn man nur dieses und jenes macht, dann wird das schon.

Es war die Illusion der Geldgeber. Ich war über lange Zeit bei den Geldgebern auf protestantischer Seite in Deutschland richtig involviert, aber ich habe immer das Geld der Geldgeber als schlechteres Geld gesehen, schlicht schlechteres Geld. So hatte ich es selber erlebt, als wir in Tübingen eine Hospizarbeit aufbauten. Wir bekamen Gelder von der Robert-Bosch Stiftung, und dann fielen gleich Entscheidungen. Ohne Geld wäre nichts gelungen, aber es fielen gleich Entscheidungen, die die Sache verdrehten, z.B. wurden zu hohe Gehälter gezahlt. Es waren Weichenstellungen am Anfang, die wir nicht gemacht hätten, wenn es eigenes Geld gewesen wäre.

Es war mir eine sehr große Lehre. Das Geld von außen ist wichtig und nötig, aber es schafft häufig Probleme. Viele der Programme wurden durch Forderungen von außen verdreht. Es wurden Maximalforderungen gestellt, von außen wurde auch hart beurteilt. Ich habe selber erlebt, wie das Tübinger Projekt häuslicher Betreuung Schwerkranker *langsam* wachsen musste oder das Aktionsbündnis gegen Aids. Wenn eine Stelle von außen gesagt hätte, es muss auf diese Art zwingend gemacht werden, dann wäre beides gleich kaputt gewesen. Ich will sehr herausstreichen, dass das ausländische Geld, die ausländischen Geber eine riesige Verantwortung haben, und immer in der Versuchung sind, Dinge zu verzerren.

Oliver Razum: Gestern wurde zur Geschichte der kirchlichen Gesundheitsarbeit etwas kontrastiert dargestellt: Die Zuwendung als Aufgabe der Kirche, die Impfprogramme als die Aufgabe des Staates. Kann ein Modell wie Jamkhed da eine Brücke schlagen, also auch die Bedürfnisse der Menschen nach Gesundheitsversorgung bedienen?

Rainward Bastian: Ich persönlich denke, dass der Vortrag von Herrn Büschel, so schlimm er auch war, gestern der Wichtigste war, weil er den Finger auf die Punkte legte, die man nicht wahrhaben wollte. Für mich war das gestern auch so, dass ich erst einmal stutzte, aber ich muss sagen, die Punkte wurden richtig benannt. Sie geben nicht das ganze Bild wieder, es herrschte die Vielfalt der Motive.

Der Anstoß nachzudenken war entscheidend, was tue ich da überhaupt in einem fremden Land, wie wird es gedeutet und wie muss ich mich dringend korrigieren. Wie kann ich mich überhaupt als Ausländer korrigieren, wenn ich mich nicht unterordne unter die Sichtweise der Personen vor Ort?

Die theologische Perspektive und das Eingeständnis von Fehlern

Walter Bruchhausen: Es ist ein interessantes Phänomen, dass eine theologische Rede vom Bösen, die ja doch den meisten Menschen in den Gesundheitsberufen nicht besonders zugänglich sein dürfte, solche Konsequenzen hatte. Dafür gibt es auch andere Beispiele: In Tansania etwa hat ein Sammelband zur Zukunft der kirchlichen Gesundheitsdienste sogar den Titel gehabt „Ich sah Satan wie einen Blitz vom Himmel fallen".[6] Bemerkenswert ist daran doch, dass eine solche fast schon esoterische Motivation – wenn man es auf das Gesamt der im Gesundheitsbereich Arbeitenden bezieht – Anstöße über die *Christian Medical Commission* gegeben hat, die dann auch so eine Organisation wie die Weltgesundheitsorganisation maßgeblich beeinflusst haben. Wie würden Sie da die konkreten Wege sehen, was war in diesem Falle die religiöse Motivation, die zu neuen Sichtweisen im Gesundheitswesen beigetragen hat?

Rainward Bastian: Ich gebe zu, die Sache mit dem Werk des Bösen hat mir immer etwas den Atem verschlagen – seit Bush sowieso –, aber man muss es umdrehen und sagen: Gott will das Leben, will Heil und Heilung. Wir sind Instrumente, wir können uns einbringen, wie wir auch immer unsere Motivation selber sehen. Und dass das *Western medical model* eine böse Seite hat, dies muss man sich bewusst machen, das ist wichtig. Dass das Geldgeber-Business eine böse Seite hat, muss man sich bewusst machen, damit man den Gefahren richtig begegnen kann. Wenn man das nicht tut, stolpert man naiv vor sich hin.

Zu meiner eigenen Arbeit in Tansania. Ich habe viele Fehler gemacht! Es ist im Rückblick sehr klar, da war eine Reihe von Fehlentscheidungen. Wenn ich mich richtig hin gesetzt hätte! Ob ich das jetzt ins Böse einordne oder nicht, es war keine Absicht, aber es war mangelhafte Vorbereitung. Ich konnte nicht nach Jamkhed reisen, weil ich es nicht kannte. Ich habe erst Jahre später entdeckt, Herr Diesfeld: Der Herr Matomora[7] in Tansania – ihn habe ich erst 1985 besucht – war eben ein gestandener Tansanier, der die richtige Motivation hier bekommen hatte, das Rüstzeug und eine phantastische Arbeit begonnen hatte. Ich kann glatt 15 Fehler aufzählen, die ich in der Umgebung unseres Dis-

---

[6] I saw Satan fall like lightning from heaven. Report of a Consultation of the Christian Medical Board of Tanzania in Dar-es-Salaam, 30th September to 4th October 1974 (Dar es Salaam: Christian Medical Board of Tanzania 1975).

[7] Motamora, K. S. Motamora, The development of the infrastructure in medical and health care services in Tunduru district, Tanzania since 1965 (Diss. med. Heidelberg 1979).

triktes gemacht habe. Ob Sie das nun als böse einordnen oder benennen wollen, ist eine zweite Frage, aber es war falsch.

Walter Bruchhausen: Das würde also aus Ihrer Sicht bedeuten, der entscheidende christliche Beitrag zu Gesundheitsarbeit ist die größere Bereitschaft zur Selbstkritik, vielleicht im Vergleich zur Politik, die ja damit so ihre Schwierigkeiten gegenüber Wählern und anderen Unterstützerkreisen hat.

Rainward Bastian: Die Theologie kann einem da helfen. Es ist heutzutage unbequem zu hören, dass *wir* Fehler machen, dass wir aneinander schuldig werden. Aber es ist die realistische Analyse, und die Frage ist: Wie kann ich Fehler offen ansprechen, zugeben und daraus lernen? So schlimm es für die Menschen in Tansania war, wo ich war, aber es war eine wichtige Lehre für meine Arbeit später im Difäm.

Die Rolle von Vorbildern: Zwischen Ideal und Realitäten

Wolfgang Bichmann: Schönen Dank, Herr Bastian für den Vortrag, der mir persönlich eine ganze Menge gezeigt hat, denn ich hatte gestern Abend auch gesagt, dass die *Christian Medical Commission* wegbereitend für *Primary Health Care* war. Aber als Student, ich bin so eine halbe Generation jünger als Sie, haben wir das nicht nur von der christlichen Seite gesehen, sondern es gab die Medizin der Befreiung, es gab da Leute, die gesagt haben, das Gesundheitsproblem werden wir erst lösen, wenn der Kommunismus ausgebrochen ist. Das sind so Visionen für Idealzustände. Ich würde sagen, wir brauchen Positivbeispiele. Charismatische Persönlichkeiten sind ganz toll, aber sie sind dünn gesät.

Ken Newell hatte dann diesen Sammelband *Health by the people*[8] herausgegeben, und John Bryant[9] hatte auch solche Beispiele gebracht. Die haben ganz wichtige Funktionen, aber man darf nicht – wenn wir jetzt strukturbildend für das Gesundheitswesen und Gesundheitssysteme reden – sagen: Das muss verwirklicht werden. Da muss man den Spagat hinbekommen, dass man Sachen nachhaltig in Strukturen gießt, die sich an solchen Idealbildern orientieren können, aber sie nicht ganz umsetzen. Daher bin ich nicht überzeugt, dass die kirchliche Entwicklungszusammenarbeit versagt hat, oder dass wir immer zurückblicken und sagen müssen, *Primary Health Care* ist ganz schief

---

[8] Newell, Kenneth W. (Hg.), Health by the people (Genf: World Health Organization 1975).
[9] Bryant, John, Health & the developing world (Ithaca: Cornell University Press 1969).

gegangen, weil wir das, was da an Idealen publiziert wurde, nicht durchgesetzt haben, sondern wir müssen es auf eine Basis herunter brechen, die dann auch mit normalen Menschen umsetzbar ist, die z.B. die Ministerien bevölkern.

Rainward Bastian: Ich stimme zu.

Marcel Dreier: Ich hatte fast dieselbe Frage! Ich hatte den Eindruck, in den 1970er und 1980er Jahren gibt es Leute, die sich als Jünger dieser PHC-Bewegung in einem Generationsaufbruch formieren. Das habe ich auch so gelesen, bei Matomora aus Tansania. Das ist jemand, der sagt, wir brauchen mehr von diesen Konvertiten zur PHC-Bewegung.[10] Ich frage mich, ob Sie noch ein bisschen verdeutlichen könnten, wie das Verhältnis war zu den anderen, die nicht „Jünger" waren oder die vielleicht in diesem Sinne „laizistische" Ärzte waren, ob es da in dieser Zeit Spannungen gab?

Rainward Bastian: Ich kam mit einer klaren Ausrichtung vom Difäm dahin. Ich hatte das Krankenhaus und war der einzige Arzt in diesem Distrikt. Aber es war mir klar, du musst mindestens die Hälfte deiner Aufmerksamkeit auf die Umgebung ausrichten. Es gab in den Dörfern Versammlungen von mehreren Hundert Leuten. Als 27-Jähriger war ich ziemlich ratlos und auch überfordert. Der größte Arbeitgeber in der Region und so weiter! Dann kam ich zu der Jahrestagung der tansanischen *Christian Medical Association* und fand leider niemanden, der ähnliche Erfahrungen hatte. Es besserte sich dann in den Jahren. 1980 hat mich die GTZ zu einer Tagung nach Kenia gebracht. Dort habe ich bei den Quäkern eine sehr interessante Arbeit gesehen, die offen für die Situation der Umgebung war. Das Nangina Krankenhaus, auch im Westen Kenias, war mir ein wahnsinniger Augenöffner. Die beiden waren die ersten Programme, wo ich außerhalb der eigenen Bemühungen sah, wie man es richtig macht.

Die Bewegung kam in Schwung. 1964 wurden die zitierten Sätze des Difäm formuliert. Etwa 1974 fragte die Weltgesundheitsorganisation die *Christian Medical Commission*: „Was macht ihr denn da?" Darauf antwortete der Direktor der *Christian Medical Commission*: „So eine Frage, das ist doch David und Goliath, der Unterschied zwischen uns." Da sagte Halfdan Mahler: „Ja, ja, aber ich weiß genau, als Pfarrersohn, was der David mit dem Goliath gemacht hat."

---

[10] "If we are to keep the Dodoma PHC fire burning ... it is necessary to broaden the national pool of real PHC 'converts' and 'grass-root implementors"; Matomora, M.K.S., Reflections on the Tanzania Churches Consultations on Primary Health Care, in: Bulletin Medicus Mundi Schweiz 32/33 (1986) 2-11.

Es war eine sehr fruchtbare Zusammenarbeit, und da kam dann Schwung in diesen gesamten Aufbruch. Ein Mitarbeiter unseres Institutes, ein Finne, wurde später der Sekretär für Alma Ata. Die Ausprägung unseres Institutes brachte er in den Prozess 1978 ein. Und da wurden wichtige Grundsätze anerkannt.

Die Formulierung *Health for All* war in meiner eigenen Institution sehr umstritten. Ich musste mich damit auseinandersetzten, einer bei uns sagte: „Das ist doch Quatsch, das ist doch Illusion." Ich sagte: „Das ist eine Forderung, die die Ausrichtung gibt."

Ingar Brüggemann: Herr Dr. Bastian, ich hatte ein schweres Herz während Ihres Vortrages, denn ich bin natürlich geprägt, gerade durch Ihre beiden Hinweise auf Halfdan Mahler, Goliath und David, oder Dr. Hellberg, den Finnen. Aber diese Jahre in der WHO haben – obgleich ich keine Kinder habe – mich eines immer wieder denken lassen: Jedes Kind braucht gute Eltern und braucht gute Eltern für eine gute Zeit. Aber wann ist der Punkt, wo die Eltern loslassen können?

Sie haben eben einen für mich ungemein wichtigen Satz gesagt, der sehr hilfreich ist. Sie haben in der Diskussion jetzt gesagt: „Irgendwo müssen wir uns trotz allem dem Lokalen unterordnen." Und ich glaube, da liegt für mich sehr viel. Diesen Punkt nicht zu verlieren und diese Frage, ist denn das nicht eigentlich vergleichbar? Ist es nicht das, was diese beiden Menschen versucht haben? Es ist ja wirklich ein Ausdruck von *Primary Health Care.* Und warum sind wir denn gescheitert? Für mich trotz aller Problematik der Staaten: Wir können nicht ohne die Staaten etwas wie *Primary Health Care* wirklich realisieren bzw. die Staaten müssen es realisieren. Deswegen ist der Einwurf vom Kommunismus außerordentlich passend.

Loslassen heißt ja nicht, dass die Eltern das Kind aus den Augen verlieren, es heißt ja nicht, dass man nicht das Gefühl der Verantwortung behält, sondern dass da geholfen wird, aber wehe dem Kind, das den Schritt gewaltsam machen muss. Ich weiß nicht, ob nicht da auch, wenn ich vielleicht auch kein so aktiver Christ mehr bin, aber im Grunde liegt das auch in der christlichen Lehre, dass ich die Bereitschaft finde, *tu autem* usw. Einer muss wachsen, ich aber muss mich zurückziehen. Für mich ist das eine – auch im Grünewald-Altar – wichtige Haltung von Johannes, der das sagt. Das richtig zu packen und das zu fassen, ist wahnsinnig schwer. Denn ich weiß besser wie die Salatsoße gemacht wird, und jetzt muss ich trotzdem meinem Enkel beibringen, mach es neu. Ich hab Dir ja gesagt usw. Diese Fähigkeit des Zurückziehens, scheint mir, ist fast etwas Unvermeidliches. Ich bin sehr dankbar, wie sie es dargestellt haben.

Hans-Jochen Diesfeld: Herr Bastian, Herr Fleischer, phantastisch diese Darstellung aus den beiden Perspektiven mit dieser Vision. Die Frage, die an Sie gestellt wurde, Herr Bastian, war: Woran liegt es, dass *Primary Health Care* gesamtpolitisch gesehen gescheitert ist? Ich glaube nicht, dass es gescheitert ist, obwohl wir die Rückschläge ja ständig – und ich bin ein alter Verfechter von *Primary Health Care*, das wissen Sie – eingesteckt haben. Aber ich glaube nicht, dass es gescheitert ist.

Es war ja eine Zeit des Aufbruchs in der Mitte der 1970er Jahre. Diese Aufbruchsperiode, die bis zu den 1960ern zurückgeht, ist unwiederbringlich. *Primary Health Care* ist ein Weg und nicht unbedingt ein Ziel. Ich glaube, dieser Weg ist beschritten und wird beschritten. Er kam, bemessen an den *Millennium Development Goals*, eine Generation zu früh. Denn die *Millennium Development Goals* machen im Grunde genommen genau das Gleiche, und machen auch wieder die gleichen Fehler. Aber ich glaube, der Weg ist aufgezeigt. Da können die Pharmaindustrie, die Ärzteorganisationen und die sonstigen Machthaber nichts dagegen tun. Der Weg wird weiter gehen und ich glaube – das ist bei der innerkirchlichen Diskussion nicht so ganz der Punkt –, dass wir tatsächlich hier eine gesamtpolitische Situation mit im Auge behalten müssen, was international abläuft und wo die Kirchen eine ganz entscheidende Rolle gespielt haben, Jamkhed usw., auch für die WHO. Ich hatte, Gott sei Dank, die Gelegenheit an dieser Konferenz teilzunehmen. Herr Radtke[11] hatte mich damals einkassiert, er sagte: „Da musst du hingehen." So habe ich miterlebt, wie diese Diskussionen gelaufen sind, wie sich die WHO diesen kirchlichen Aktivitäten geöffnet, das aufgegriffen und dann ja auch dieses *Health by the people* als WHO Dokument veröffentlicht hat. Ich glaube, der Weg ist da, und den sehen wir, und den müssen wir gehen – und die Schwierigkeiten sehen wir auch.

Winfried Zacher: Mir war neu, dass Halfdan Mahler Pastorensohn war. Aber das erklärt manches, finde ich.

Ingar Brüggemann: ... und Däne, das muss man auch noch dazu sagen.

Winfried Zacher: Sie haben mehrfach betont, Herr Bastian, dass Sie viele Fehler gemacht haben. Ich möchte gerne in Anspruch nehmen, dass nicht nur

[11] Dr. med. Arnold Radtke, Leiter des Gesundheitsreferates bei Misereor, Aachen, von 1971–1979 gründete 1973 den noch heute aktiven Arbeitskreis medizinische Entwicklungszusammenarbeit (AKME). Vgl. Diesfeld, Hans-Jochen, Nachruf – Dr. Arnold Radtke, unter: DTG-Mitteilungen, in: Flug- und Reisemedizin 15 (2008) 151.

Christen, sondern auch Agnostiker Fehler machen können und machen. Ich möchte gerne noch einmal darauf zurückkommen, welche Rolle Beispiele wie Jamkhed tatsächlich hatten. Sie hatten einerseits natürlich eine phantastische Rolle, aber gleichzeitig haben sie dazu geführt, dass ganze Länder *Village Health Worker* ausgebildet haben, die absoluter Unsinn waren. Für mich persönlich hat es lange gedauert, bis wir gemerkt haben: Man muss bei diesen Projekten – ob sie Jamkhed hießen, ob sie Kenneth Newell, ob sie David Werner[12] hießen – genau hinschauen. Es gab einige Charakteristika. Die erste war: charismatische Figuren, die zweite war: geographisch überschaubar, die dritte war: zeitlich überschaubar, und die vierte war: häufig mit massivem Input von außen, was nicht unbedingt in jedem Falle zutrifft. Erst als wir das verstanden hatten, haben wir gemerkt: das lässt sich nicht so ohne weiteres reproduzieren. Vorsicht war geboten, zu glauben: Na wunderbar, da haben wir ein Beispiel, das machen wir nach. Insofern hatten diese Beispiele auch ihre negativen Seiten, weil sie unkritisch rezipiert wurden und weil Leute, die all diese Eigenschaften leider nicht mitbrachten, versucht haben, das zu duplizieren. Deswegen denke ich auch, dass es sehr schwierig ist, aus diesen Beispielen die richtigen Lehren zu ziehen – von Leuten, die in Ministerien sitzen und ganz normale Menschen sind, im normalen Alltag leben und genau diese Vorrausetzungen nicht mitbringen. Da ist die Frage, wie man verhindern kann, dass tolle Beispiele so verwässert werden, dass gar nichts mehr heraus kommt, oder dass es sogar kontraproduktiv wird.

Hubertus Büschel: Noch etwas zu diesem indischen Ansatz. Es hat mich sehr stark an *Community Development* in der Zwischenkriegszeit erinnert. Diese Idee der britischen Entwicklungshilfe, die in der Zwischenkriegszeit aufkommt, meinte Hilfe zur Selbsthilfe. Und wenn man sich, was dann passiert, z.B. in Tansania *Rural Community Development* anschaut, ist das immer das Argument. Ich habe mir dann zum Vergleich Dorfprotokolle dazu angeschaut, was die Leute sagen, warum sie nicht teilnehmen können. Diese Hilfe zur Selbsthilfe, und das ist ebenso bei *Primary Health Care*, verlangt immer wieder Leute, die sich da beteiligen müssen, die sich einbringen müssen, ob das jetzt beim Bau von Dispensarien oder bei der Aufstellung von irgendwelchen Ausstellungen ist. Da sagen die Leute, es gibt immer nur einen bestimmten

---

[12] Werner, David, Where there is no doctor. A village health care handbook for Africa. With drawings by the author (Basingstoke: Macmillan 1977). URL: http://www.usadojo.com/articles/where-no-doctor.htm; ursprünglich auf Spanisch unter dem Titel *Donde No Hay Doctor* aus einem mexikanischen Gesundheitsprojekt entstanden.

Stand, die Elite ist ausgenommen, die Lehrer sind ausgenommen usw. Und das Argument ist immer, dass es scheitert. Das ist vielleicht interessant einmal zu überdenken: Wir sind in einer so armen ressourcenknappen Gesellschaft, dass wir nichts verschenken können. Wir können der Gemeinschaft nichts schenken. Das ist etwas, was sich empirisch immer wieder durch diese scheiternden Selbsthilfeorganisationen in Tansania durchzieht, bis es dann Anfang der 1970er dazu kommt, dass die Leute wirklich hineingeprügelt werden. Ich weiß keine Lösung, aber das ist etwas, was man vielleicht einmal überdenken könnte.

Rainward Bastian: Sie haben beide Recht, die Idealisierung eines Programms ist immer falsch, und eine idealtypische Umsetzung auch. Es muss wachsen. Die Menschen müssen dahinterstehen. Ich lebe jetzt in Tübingen und Tübingen ist sehr reich, hat eine Vielzahl an zivilgesellschaftlichem Engagement. Aber wenn ich richtig hineinschaue, sind die Personen, die aus anderen Ländern zu uns kommen, in einer schwierigen Situation. Viele ältere Leute sitzen zu Hause, haben nicht mehr die Initiative herauszugehen, es geht ihnen schlecht, die Selbstmordrate ist hoch. Auch da kann man nicht etwas aus dem Boden stampfen, aber Engagement von Einzelnen, die sich dann vernetzen und in die Häuser gehen, das ist die große Herausforderung bei uns. Und ich glaube, so muss es an jedem Ort wachsen.

Deutsche Entwicklungszusammenarbeit im Kontext

Dokumentarfilm über die Implementierung von PHC
„Wir kochen das selber zusammen – mit Hilfe von draußen…" –
Ein Film über das Familiengesundheits-Projekt in Tansania (1984)
Von Christopher Sommerkorn

Ingar Brüggemann
Der internationale Kontext deutscher Entwicklungszusammenarbeit im Gesundheitsbereich

Klaus Gördel
Das BMZ und die PHC-Strategie

Rolf Korte
GTZ und internationale EZ im Gesundheitsbereich

Stefan Schubert
Akademische Nord-Süd-Zusammenarbeit während der DDR und seit der Wiedervereinigung Deutschlands am Beispiel der Universität Leipzig

Dieter Neuvians
Gesundheitssysteme in Praxis und Forschung

Dokumentarfilm über die Implementierung von PHC

Helmut Görgen: Die zweite Zeitzeugen-Gesprächsrunde eröffnet die Vorführung eines Dokumentarfilms über ein Projekt aus einem der ersten großen Programme zur Implementierung von *Primary Health Care* Anfang der 1980er Jahre. Er zeigt Dieter Neuvians und Kollegen bei ihrer Arbeit, die Erfolge und Perspektiven des Projekts sowie die Rolle der Entwicklungsexperten und knüpft damit anschaulich an die bisherigen Diskussionen an.

„Wir kochen das selber zusammen - mit Hilfe von draußen..."
Ein Film über das Familiengesundheits-Projekt in Tansania (1984)
von Christopher Sommerkorn

„Bagamoyo, einer der ärmsten Distrikte in Tansania, war früher der Hauptumschlagsplatz im Sklavenhandel. Doch ab 1885 mussten sich die Araber der deutschen Schutzherrschaft beugen und der Sklavenhandel wurde abgeschafft. Dem strengen Regime der Deutschen folgte dann ab 1917 das Britische Mandat. Von allen Epochen sind heute noch zahlreiche Baudenkmäler erhalten."

Nach dieser Einleitung beschreibt der Dokumentarfilm die Arbeit des *Family Health Project* (FHP) der GTZ, das seit Beginn der 80er Jahre in Bagamoyo tätig ist. Ausgangspunkt des Vorhabens war die hohe Kindersterblichkeit von 25% im Alter von bis zu 5 Jahren, verursacht vor allem durch Infektionen der Atemwege, Durchfall, Masern und Typhus.

Der Film zeigt beim Besuch des Dorfes Kondo, wie *Primary Health Care (PHC)* erfolgreich umgesetzt werden kann (bei Förderung durch ein Projekt). Die Bewohner leben vor allem von der Subsistenz-Landwirtschaft, die Familien haben 6-8 Kinder.

Majena ist eine der *Village Health Worker*, die im Projekt ausgebildet wurden. Sie kennt sich im Dorf aus, berät in Fragen der Hygiene und Familienplanung, darf auch behandeln und Medikamente verteilen. Sie wird im Dorf geschätzt. Als Entlohnung erhält sie ein Taschengeld. Der Film zeigt ihr Engagement und wie sehr sie an Selbstbewusstsein gewonnen hat.

Ein Schwerpunkt liegt in der Mutter-Kind-Fürsorge und Familienplanung. Einmal im Monat kommt ein *Supervisor* zur Kontrolle, Beratung und Fortbildung der *Village Health Worker* in 21 Dörfer. Nach eigener Aussage wird seine Tätigkeit sehr geschätzt.

Im ehemals überfüllten Distrikt-Krankenhaus werden nur noch schwerkranke Patienten aufgenommen, die im Gesundheitszentrum (*Health Centre*) nicht mehr versorgt werden können. Der zuständige Oberarzt berichtet von den Verbesserungen, die durch das Projekt erreicht wurden, und empfiehlt die Ausweitung des Modells auf andere Distrikte in Tansania.

Die Erfolge des Projekts sind erstaunlich: die Sterblichkeit der 20.000 Kinder im Vorschulalter sank um nahezu 30%. Die Atemwegsinfektionen sind innerhalb von drei Jahren um 50% gesunken, Masern sogar um zwei Drittel. Geleitet wird das Pilot-Projekt von dem Kinderarzt Dieter Neuvians, dem Gynäkologen Georg Nachtigal und der tansanischen Anthropologin Akwilina Mlay, die in Deutschland studiert hat.

Sie verstehen sich als Berater bei Planung, Umsetzung und PC-gestützter Datenauswertung. Im Übrigen haben die Tansanier die Durchführung selbst übernommen. Akwilina Mlay erläutert die Schwierigkeiten bei der Familienplanung. FP mit natürlichen Methoden ist traditionell durchaus bekannt, doch gegenüber den modernen Methoden der Europäer besteht große Skepsis, viel Aufklärungsarbeit ist notwendig. Die GTZ wird gelobt, weil sie in den Projekten die Gemeinden mit einbezieht.

Programme dieser Art brauchen nicht viel Geld sondern vor allem Zeit. Sie können ein Modell für Afrika sein, doch um dauerhaft erfolgreich zu sein, müssen die Lebensverhältnisse deutlich besser werden. Das FHP zeigt einen Weg auf.

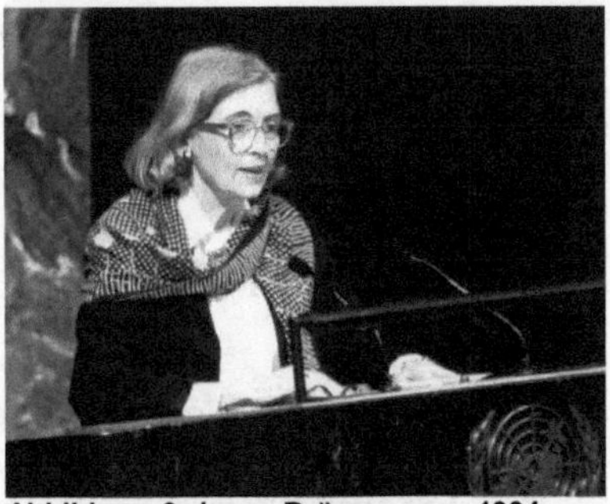

Abbildung 3: Ingar Brüggemann 1994, vor der UN-Vollversammlung in New York

Ingar Brüggemann

wurde 1933 in Nordhorn geboren, studierte Germanistik und Anglistik, ergänzt durch Studien im Bereich der Sozial- und Politikwissenschaften in Deutschland und Großbritannien, und legte 1961 an der Universität Marburg ihr Staatsexamen ab. Danach war sie zunächst Wissenschaftliche Mitarbeiterin der Deutschen Stiftung für Entwicklungsländer (DSE) in Bonn. Es folgten zwei Jahre als Assistentin von Prof. Klaus Mehnert am Institut für Politische Wissenschaften an der Technischen Hochschule Aachen.

1966 begann sie eine langjährige Karriere als Internationale Beamtin in der Weltgesundheitsorganisation (WHO) der Vereinten Nationen in Genf. Eines ihrer Spezialgebiete war die Erarbeitung von Neuansätzen für eine primäre Gesundheitsversorgung der Bevölkerung in den Entwicklungsländern. Ab 1978 arbeitete sie in der Stabsabteilung des Generaldirektors der WHO, die unter anderem der Vorbereitung neuer gesundheitspolitischer Entscheidungen diente. Von 1985 bis 1988 war sie Direktorin der WHO-Abteilung für externe Koordination mit multi- und bilateralen Partnern für Gesundheits- und sozioökonomische Entwicklung.

1989 wurde sie persönliche Repräsentantin des WHO-Generaldirektors bei den Vereinten Nationen in New York und vertrat gleichzeitig die Interessen der WHO bei den verschiedenen Organen des UN-Systems, einschließlich der Weltbank.

Nach dem Ausscheiden aus der WHO 1993 übernahm sie den Vorsitz beim Entwicklungspolitischen Forum der DSE in Berlin. Die Themen, die ihre Berufslaufbahn begleitet hatten, konnte sie hier auf die Tagesordnung internationaler Konferenzen setzen, wie etwa Menschenrechte, speziell in Afrika, Bevölkerungspolitik, Familienplanung und Bekämpfung von HIV/Aids.

Im September 1995 berief man sie zur Generaldirektorin der *International Planned Parenthood Federation* (IPPF) in London, dem Dachverband von 150 nationalen, nicht-staatlichen Netzwerken für Sexualaufklärung und Familienplanung.

Nach sieben Jahren in dieser Funktion ist sie seit 2003 wieder in Deutschland. Die umfassenden Berufserfahrungen bringt sie jetzt als Mitglied des Vorstands der Deutschen Stiftung Weltbevölkerung ein. Sie ist weiter ehrenamtlich für UNICEF und im Bereich der internationalen Gesundheitspolitik, insbesondere für Jugendliche, engagiert.

Ausgewählte Publikationen

- (Hg.), Bedarf und Planung im Gesundheitswesen. Eine internationale Aufsatzsammlung (Köln-Lövenich: Deutscher Ärzte-Verlag 1978).
- Gesundheitsindikatoren – wie misst man die Wirksamkeit primärer Gesundheitsversorgung?, in: Deutsche Zentrale für Gesundheitspflege e.V. (Hg.), Gesundheit für Alle bis zum Jahr 2000 (Frankfurt/M. 1982).
- Family planning in the 21st century: Perspective of the International Planned Parenthood Federation, in: International Journal of Gynecology & Obstetrics 58/1 (1997) 93-100.
- The road from Beijing. IPPF, in: JOICFP News 306 (1999) 3.
- Millennium hopes. Fighting taboos, in: People Planet 8/4 (1999) 13.
- Zahlreiche Beiträge zu Publikationen der WHO, so zur Serie "Health for All" Nr 1-10 (1978-1987), die der Einführung des PHC-Konzepts in den Mitgliedstaaten diente.

Der internationale Kontext deutscher Entwicklungszusammenarbeit im Gesundheitsbereich

Walter Bruchhausen: Nachdem wir mit der kirchlichen Gesundheitsarbeit und auch mit dem Film, den wir gerade gesehen haben, auf der Graswurzel-Ebene waren, bei den Projekten vor Ort, wollen wir jetzt in die zweite Sektion einsteigen, indem wir uns in die Höhen der Politik, sowohl der internationalen als auch der nationalen, bewegen.

Dafür darf ich dann zuerst noch einmal Frau Ingar Brüggemann vorstellen, die als eine der Direktoren der WHO, nämlich Direktorin der Abteilung für externe Koordination mit multi- und bilateralen Partnern für Gesundheit und sozioökonomische Entwicklung von 1985–1988, in sehr verantwortlicher Position tätig war. Später war sie als persönliche Repräsentantin des WHO-Generaldirektors[13] bei den Vereinten Nationen eingesetzt. Nach der Tätigkeit bei der WHO ist sie 1995 Generaldirektorin der schon angesprochenen *International Planned Parenthood Federation* (IPPF)[14] in London geworden und hat diese Tätigkeit für sieben Jahre ausgeübt. 1999 sprach sie für die IPPF vor der Vollversammlung der Vereinten Nationen. Sie hat also wirklich auf einem hohen Level mitbekommen, wie sich internationale Gesundheitspolitik entwickelte und natürlich auch, wie sich der deutsche Beitrag, der gerade im Personalbereich internationaler Organisationen vergleichsweise klein geblieben war, aus dieser Perspektive darstellt.

Von Hause aus gehört sie gar nicht zu den Medizinern. Sie hat Germanistik, Anglistik, Sozial- und Politikwissenschaften in Deutschland und Großbritannien studiert, war dann mehrere Jahre als wissenschaftliche Mitarbeiterin sowohl bei der Deutschen Stiftung für internationale Entwicklung (DSE)[15] als auch bei

[13] Dr. Halfdan T. Mahler (* 21. April 1923 in Vivild, Dänemark) war von 1973 bis 1988 Generaldirektor der Weltgesundheitsorganisation (WHO).

[14] Internationaler Verband für geplante Elternschaft (International Planned Parenthood Federation, IPPF) ist ein weltweit agierender Dachverband von 148 nationalen unabhängigen Mitgliedsorganisationen, die sich in über 150 Ländern für die Verbesserung der sexuellen und reproduktiven Gesundheit, vor allem für die armen, benachteiligten und unterversorgten Bevölkerungsgruppen einsetzen. IPPF leistet damit einen wichtigen Beitrag zur Umsetzung der Beschlüsse der Weltbevölkerungskonferenz 1994 in Kairo sowie zur Erreichung der Ziele der Millenniumserklärung. Das BMZ unterstützt die Organisation seit Jahrzehnten. Im Jahr 2008 belief sich diese Unterstützung auf insgesamt 3,4 Millionen Euro (www.bmz.de).

[15] Die DSE wurde als eine der ersten Organisationen der deutschen Entwicklungszusammenarbeit 1959 gegründet, zwei Jahre vor dem BMZ. Von Anfang an waren die

der Technischen Hochschule in Aachen tätig, bevor sie eben 1966 ihre Karriere bei der Weltgesundheitsorganisation begann.

So würde mich zum Einstieg zunächst einmal interessieren: wieso haben Sie sich damals, als in Deutschland die entsprechenden Organisationen für Gesundheitsarbeit in Übersee begannen, dafür entschieden, nicht in deutschen Organisationen, sondern in der internationalsten aller Organisationen, nämlich der WHO tätig zu werden?

Ingar Brüggemann: Ich glaube, das war weniger mein eigener Wille, als durch besondere Situationen bedingt. Wie Sie bereits erwähnten, war ich damals bei der DSE, die im Auftrag des Auswärtigen Amtes und später des neu gegründeten Ministeriums für wirtschaftliche Zusammenarbeit (BMZ – anfänglich war der Begriff *Entwicklung* noch nicht im Titel enthalten)[16] operierte. Die DSE wollte damals eine große Tagung zum Thema Evaluierung veranstalten, an der auch die WHO teilnehmen sollte. Evaluierung war ein weitgehend neuer Begriff und es war durchaus unklar, wie die Umsetzung aussehen sollte. Um der argwöhnischen Kontrolle durch den Bundesrechnungshof zu genügen, beauftragte das BMZ 1964 die DSE mit der Durchführung dieser Tagung. 25 Nationen wurden eingeladen, doch alle sagten ab – das war natürlich ein Schock, auch für das BMZ.

Da wurde ich gefragt – zu diesem Zeitpunkt war ich am Institut für politische Wissenschaften in Aachen –, ob ich bereit wäre, unter dem Deckmantel einer wissenschaftlichen Untersuchung zu erkunden, warum die 25 Institutionen abgesagt hatten. Das habe ich übernommen. Der Hintergrund der Absagen war, dass niemand über *Evaluierung* genauer Bescheid wusste und sich deshalb nicht blamieren wollte. Beim Internationalen Arbeitsamt in Genf[17], das mir

---

zentralen Aufgaben die Ausrichtung internationaler Begegnungen auf politischer Ebene, die Vorbereitung von deutschen Fachkräften auf die Arbeit in der Dritten Welt und die Aus- und Fortbildung von Fach- und Führungskräften aus den Entwicklungsländern (www.inwent.org).

[16] Das BMZ wurde 1961 mit der Absicht gegründet, die entwicklungspolitischen Aktivitäten der Bundesrepublik zu bündeln und stärker in den Vordergrund zu stellen. Aber erst durch die Übertragung der Zuständigkeit für die finanzielle Zusammenarbeit mit Partnerländern und in internationalen Organisationen (1972) konnte das BMZ eine wirklich eigenständige Entwicklungspolitik gestalten (www.bmz.de).
Am 23. Januar 1993 wurde noch der Zusatz „und Entwicklung" beigefügt (www.wikipedia.org).

[17] Die Internationale Arbeitsorganisation (ILO) ist eine Sonderorganisation der Vereinten Nationen. Sie wurde im Jahr 1919 gegründet und hat ihren Hauptsitz in Genf. Die ILO verfügt über eine dreigliedrige Struktur, die im UN-System einzigartig ist: Die 183 Mitgliedsstaaten sind durch Repräsentanten sowohl von Regierungen, als auch

ganz besonders empfohlen worden war, war ein sehr netter Pakistani, der offen gestand: "Yes, I´m responsible and I can tell you frankly, we don`t know, we just don`t want to be exposed to this and you Germans do it always so perfectly, you want to take it all on tape and you want to publish something afterwards. I don´t want to make a fool of myself." Diese Erklärung wiederholte sich auch bei den Institutionen in London, nicht nur den multilateralen sondern auch den bilateralen. Aber die Tagung kam dennoch zu Stande, runtergefahren zu einem Workshop: *let`s discuss, what on earth we do*. Und somit fand, wenn man so will, die erste internationale Tagung über Evaluierung und ihre ganze Komplexität statt.

Durch den netten Pakistani wurde ich dann auf die Weltgesundheitsorganisation (WHO)[18] aufmerksam gemacht: "I can tell you there is only one man in this town, who has an idea of the concept and that`s the guy in the WHO." Die WHO hatte, ähnlich wie die Ministerien für Gesundheit, politisch wenig Gewicht, und ich wusste, ehrlich gesagt, überhaupt nicht, dass es sie gab.
In dem Gespräch, das ich dort hatte, sagte man mir: „Wir sind eine Weltgesundheitsorganisation, aber wir haben so viele Probleme mit Krankheiten, dass wir eigentlich nur wie eine *World-Disease-Organization* arbeiten. Wir merken das, wir wissen das, aber wir sind als Mediziner in unserem „Heilberuf" blockiert. Wir brauchen einen" – das Wort hat er nicht benutzt – „was man heutzutage als Quereinsteiger bezeichnen würde. Wir brauchen andere Denkansätze für das, was wir in der Prävention und der Gesundheitserhaltung machen wollen. Ich habe den Eindruck, Sie können die notwendigen Fragen stellen, die wir bei der Auswertung, d.h. der Evaluierung unserer Projekte stellen

---

von Arbeitnehmern und Arbeitgebern in den Organen der ILO vertreten. Schwerpunkte der Arbeit der ILO sind die Formulierung und Durchsetzung internationaler Arbeits- und Sozialnormen, insbesondere der Kernarbeitsnormen, die soziale und faire Gestaltung der Globalisierung sowie die Schaffung von menschenwürdiger Arbeit als einer zentralen Voraussetzung für die Armutsbekämpfung (www.ilo.org).

[18] Die Weltgesundheitsorganisation wurde am 7. April 1948 als Sonderorganisation der Vereinten Nationen gegründet. Sie ist Koordinierungsbehörde der Vereinten Nationen für das internationale öffentliche Gesundheitswesen und hat ihren Sitz in Genf. Die Bundesrepublik Deutschland ist seit 1951 Mitgliedstaat. Insgesamt gibt es 193 Mitgliedstaaten. Mitglieder sind alle UN-Mitgliedstaaten – mit Ausnahme des Fürstentum Liechtenstein. Die Aufgabe der WHO ist in ihrer Verfassung folgendermaßen formuliert: Die Erreichung des bestmöglichen Gesundheitszustands aller Völker. Die WHO definiert dabei Gesundheit als "ein Zustand völligen körperlichen, seelischen und sozialen Wohlbefindens und nicht nur das Freisein von Krankheit oder Gebrechen". Die WHO übernimmt die Führungsrolle bei entscheidenden Gesundheitsthemen (bmg.bund.de).

sollten. Das war der neue Ansatz. Können Sie sich entschließen, in der WHO mitzuarbeiten?“

Ich fand die Idee sehr gut, um auf Ihre Frage zurück zu kommen. Ich fand die Motivation, dass man nach einer Veränderung suchte, was, wenn man so will, ja das Ergebnis einer Evaluierung sein sollte, sehr faszinierend. Ich stieg ein als *non-medical*, was für die Personalabteilung der WHO ein großes Problem war. Man wollte mich als *Administrative Officer* einordnen, aber das fand ich nicht zutreffend und daraus wurde dann *Technical Assistant.* In der Bezeichnung *„technical“* lag mehr Gewicht, als man heute vermutet. Ganz generell hatte man bis dahin mit „Kapitalhilfe“ zu tun und ursprünglich sprach man im Wesentlichen nur von *Capital Assistance*. Aber man wusste nicht, wie man das mit neuen Aufgaben wie *Education, Prevention etc.* in Beziehung setzen sollte. So kam die Funktion *Technical Assistance* in das Sprachvermögen. Der Begriff *technical* wurde nicht verstanden als vermittele man eine bestimmte Technik, sondern es war der Gegensatz zur Kapitalhilfe.

Deutsche Institutionen der EZ aus der Sicht der WHO

Walter Bruchhausen: Das heißt, Ihr Einstieg in die Weltgesundheitsorganisation war mit einem der Kernprobleme von Entwicklungszusammenarbeit überhaupt, der Evaluation, verbunden und in Bezug auf den Gesundheitsbereich der Wende vom kurativen zum präventiven Bereich. Vielleicht können Sie aus dieser Zeit noch einmal Ihre eigene Wahrnehmung Revue passieren lassen, wie deutsche Institutionen auf diese Wende reagiert haben. Vorreiter waren sie höchstwahrscheinlich nicht. Wie wurden sie aus der Perspektive der WHO wahrgenommen in diesem Prozess hin zu *Primary Health Care* und Alma Ata?[19]

Ingar Brüggemann: Das ist sehr interessant, denn die WHO, sowieso ein bisschen als leicht hochnäsig charakterisiert, was sie ja auch zeitweise war,

[19] Mit der „Primären Gesundheitsversorgung“ legte die WHO in den 1970er Jahren eine grundlegende neue Orientierung für die Gesundheitspolitik vor. Als Handlungsaufruf wurde „Primary Health Care“ 1977 von der 30. Weltgesundheitskonferenz verabschiedet und im September 1978 von einer Internationalen Konferenz zur Primären Gesundheitsversorgung in Alma-Ata bekräftigt. Das Abschlussdokument dieser von WHO und UNICEF einberufenen Konferenz ist als *Deklaration von Alma-Ata* in die Geschichte der internationalen Gesundheitspolitik und Prävention eingegangen. Die Deklaration ist ein Meilenstein in der Entwicklung zur Gesundheitsförderung. In ihrem Kern enthält sie die Grundlagen für das WHO-Programm „Gesundheit für alle bis zum Jahr 2000“ (www.leitbegriffe.bzga.de).

hatte eine ganz erstaunliche Verfassung und man kann ihren Schöpfern für ihre weit blickende Weisheit nur danken. Die WHO ist 1948 gegründet worden und hat als einzige technische Organisation im UN-System in ihrer Verfassung einen Paragraphen, ich glaube der §2, der die Organisation verpflichtet, *Technical Assistance* zu leisten. Von den Beiträgen ihrer Mitgliedsstaaten durfte sie einen bestimmten Prozentsatz für direkte Hilfe in Ländern verwenden. Das ist einzigartig, denn sonst musste man bei *United Nations Development Programme* (UNDP), *International Labour Organization* (ILO) oder der *Food and Agriculture Organization* (FAO) Anträge für solche Mittel stellen. Somit konnte die WHO in den Anfängen dieser Hilfe an Länder sehr autark arbeiten, sodass die Suche nach Kooperationen mit anderen Mitgliedsländern nicht sofort begann. Dazu kam es erst, als die regulären Budgets nicht mehr reichten oder gar nicht verwendet werden durften, z.B. für Forschungen über tropische Krankheiten, für die in der Industrie kein großes Interesse bestand. Auf der Suche nach Goldorn entstand so relativ normal ein Bezug zu den Mitgliedsstaaten und damit natürlich auch zur Bundesrepublik Deutschland.

Die Bundesrepublik Deutschland war schon seit 1951 Mitglied der WHO, weil, auch das war relativ klug durchdacht, man nicht Mitgliedsland der Vereinten Nationen sein musste, um Mitglied einer Sonderorganisation wie der WHO werden zu können. Erst ab 1973 gab es in den Vereinten Nationen die beiden deutschen Staaten als selbstständige Mitgliedsländer. Bei den bilateralen Kontakten, die man ab 1973 mit der Bundesrepublik Deutschland aufnahm, war natürlich das BMZ der erste Partner. Ich kann mich erinnern, dass wir seinerzeit mit dem damaligen Generaldirektor, der heute schon einmal erwähnt wurde, Herrn Dr. Mahler, in Bonn waren und die Programme der WHO und die Notwendigkeit einer Kooperation diskutierten.

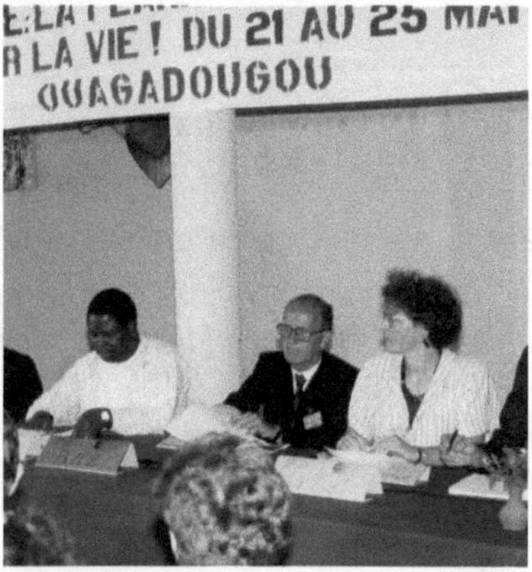

Abbildung 4: Klaus Gördel (2.v.r.) 1990, Konferenz der GTZ zur Familienplanung in Ouagadougou/Burkina Faso

Dr. Klaus Gördel

wurde 1929 geboren und studierte Jura und BWL in Bonn, Köln, London und Paris. In seiner Promotion setzte er sich mit dem Thema „Der Schutz des ärztlichen Berufsgeheimnisses im Steuerrecht" auseinander und kam so frühzeitig mit Problemen des Gesundheitswesens in Kontakt.

Seine Karriere als Bundesbeamter begann er 1960 im Bundesministerium für Arbeit und Sozialordnung (BMA). Hier war er zuständig für die Bereiche Internationale Beziehungen, Grundsätze sowie zwischenstaatliche Sozialversicherung, z.B. die Sozialversicherung von Deutschen im Ausland und von Ausländern, die in Deutschland tätig waren.

1970 wechselte er ins Bundesministerium für Wirtschaftliche Zusammenarbeit (BMZ), wo er sich mit den Grundsätzen und Rechtsfragen, z.B. in der Sozialversicherung und beim Arbeitsrecht beschäftigte. Während dieser Zeit war die Beratung von Entwicklungsländern beim Aufbau von Krankenversicherungen und Sozialversicherungen ein wichtiges Arbeitsfeld.

Zwischen 1971 und 1982 war er als Referatsleiter des Sektorreferats Sozialstruktur-Hilfe tätig. Seine Schwerpunkte setzte er hier bei Genossenschaften, Erwachsenenbildung, Jugend und Sport, sozialer Sicherheit und sozio-kulturellen Konflikten in der EZ.

Anschließend leitete er von 1982 bis 1994 das Sektorreferat Gesundheit, Familienplanung, Frauenförderung und Sport (Grundsätze und Pilotprojekte). Er legte großen Wert auf die Zusammenarbeit mit den staatlichen, kirchlichen und nicht-staatlichen Durchführungsorganisationen (z.B. GTZ/GAWI, Brot für die Welt, Misereor) sowie den Universitäten (z.B. Heidelberg und Würzburg).

In diesen zwölf Jahren hat er die Entwicklung des Gesundheitssektors, vor allem die Entwicklung und Umsetzung der *Primary-Health-Care*-Strategie und den Aufschwung der Gesundheitssysteme sowie die damit verbundenen Umsetzungsschwierigkeiten an zentraler Stelle miterlebt und mitbearbeitet.

Ausgewählte Publikationen

Zahlreiche Vorlagen, Referate und Beiträge, u.a.:

- Gesundheit: Grundbedürfnis und Vorraussetzung für wirtschaftliche und soziale Entwicklung, in: Entwicklung und Zusammenarbeit/E + Z 25 (1984) Heft 3, 16-17.

Das BMZ und die PHC-Strategie

Walter Bruchhausen: Wir haben nun die einmalige Chance, diese Entwicklung auch einmal von der anderen Seite her zu betrachten, denn wir haben den ehemaligen Abteilungsleiter für Gesundheit im BMZ bei uns. Herr Dr. Gördel, vielleicht können Sie uns einmal Ihren Einstieg in den Bereich Gesundheit schildern und dann auch, wie sich aus Sicht des Bundesministeriums diese Politik der WHO darstellte.

Klaus Gördel: Zunächst gestatten Sie mir, darauf hinzuweisen, dass ich nicht Abteilungsleiter war, sondern Referatsleiter. Sie kennen vielleicht den Aufbau eines Ministeriums, in dem der Referatsleiter das kleinste Glied ist. Damit Sie nicht glauben, in meinem Referat seien die großen politischen Entscheidungen gefallen. Diese Entscheidungen trafen die MinisterInnen – allerdings auf Vorschlag unseres Referats.

Wie der Werdegang von Frau Brüggemann eindrucksvoll zeigt, kann man auch als Nicht-Mediziner im Gesundheitssektor erfolgreiche Arbeit leisten. Ich habe Jura studiert und über ein medizinisch-juristisches Thema promoviert. Das war sozusagen mein Einstieg in die Medizin. Dann habe ich in England und in Frankreich studiert, um internationale Erfahrungen zu sammeln, und habe 1960 im Arbeitsministerium angefangen. Da war ich zuständig für die Zusammenarbeit mit dem internationalen Arbeitsamt, wodurch ich zum ersten Mal mit Entwicklungsproblemen in Berührung kam. Ende der 60er Jahre war ich dann in einer internationalen Abteilung, wo die zwischenstaatlichen Regelungen für die Sozialversicherung von Gastarbeitern im Rahmen der Europäischen Entwicklungsgemeinschaft (EWG)[20] entwickelt wurden.

---

[20] Die 1957 in Rom gegründete Europäische Wirtschaftsgemeinschaft (EWG) war die wichtigste der drei Europäischen Gemeinschaften. Ihr Ziel bestand im Aufbau eines gemeinsamen Marktes, der Verbesserung der Lebensbedingungen sowie der sukzessiven Angleichung der Wirtschaftspolitik der sechs Unterzeichnerstaaten (B, D, F, I, NL, L), der Förderung der Zusammenarbeit zwischen den Mitgliedern, der Koordination und Verbesserung der Zusammenarbeit mit anderen Staaten. Einzelne Schritte hierzu waren der Aufbau einer Zollunion und eine gemeinsame Landwirtschaftspolitik sowie die Liberalisierung des Personen-, Kapital- und Dienstleistungsverkehrs. Der EWG traten weitere europäische Staaten bei; der EWG-Vertrag wurde (ergänzt und angepasst) Teil des EG-Vertrages (www.bpb.de).

Ab 1970 wurde ich dann im Entwicklungsministerium Referatsleiter für soziale Fragen. Das war ein bisschen wie ein „Bauchladenreferat", es umfasste Frauen, die Kinder, Jugend und Sport sowie die Sozialhilfe und Genossenschaften. 1982 übernahm ich das Referat für Gesundheit, Familienplanung und Frauen.

Die häufig gestellte Frage: „Wie wollen Sie das denn überhaupt machen? Sie haben doch keine Ahnung von Medizin – Sie wissen doch nicht einmal was Schistosomiasis ist" regte mich an, das zur Verfügung stehende Netzwerk zu nutzen und weiter zu entwickeln, das waren die GTZ, die Kirchen, eine Reihe privater Träger und viele Leute, die große Erfahrung hatten. Immer wenn es zu Problemen kam, die wir selbst nicht in unserem Referat bewältigen konnten, habe ich meine hervorragenden Netzwerker eingeschaltet.

Bezüglich Ihrer Frage zum Verhältnis des BMZ mit der WHO muss ich darauf hinweisen, dass wir ein Sektorreferat waren. Für die Zusammenarbeit mit internationalen Organisationen war aber ein anderes Referat zuständig, sodass ich im Einzelnen nicht genau sagen kann, wie das Verhältnis zwischen WHO und dem BMZ auf dem Gesundheitsgebiet war. Das Sektorreferat Gesundheit arbeitet diesem Referat lediglich zu. Da kann vielleicht Frau Brüggemann noch etwas Näheres dazu sagen, weil sie das von der anderen Seite vielleicht besser beurteilen kann.

Ingar Brüggemann: Ja, es gibt da einen kleinen Zusatz. In organisatorischer Hinsicht gab es im Hauptquartier der WHO in Genf einen Exekutivrat und eine Jahresversammlung. Im Exekutivrat waren zu der Zeit, glaube ich, 24 Vertreter, die nach strengen Regeln und geographisch ausgewählt wurden und die die Arbeit für die Weltjahresversammlung vorbereiteten. Bei etwa 120 Mitgliedstaaten war Deutschland dann auch irgendwann mal im Exekutivrat und natürlich in der Jahresversammlung. Da gab es Austauschmöglichkeiten, denn das Sekretariat erfüllt eine wichtige Dienstfunktion für diese *policy making bodies*. Und da nahm in bestimmten Abständen auch ein offizieller Vertreter der deutschen Botschaft in Genf teil.

Die Weltgesundheitsorganisation kooperiert grundsätzlich mit den Gesundheitsministerien der Mitgliedsländer, auch wenn es in der Verfassung nicht eindeutig steht – da heißt es lediglich *mit dem Land*. Das hat sich in der Praxis so entwickelt. Aber das führte gleichzeitig zu einem großen Problem. Denn wie wir alle wissen, haben Bundesministerien ganz bestimmte Funktionen und ein Bundesministerium für Gesundheit kümmert sich um die Gesundheit in der Bundesrepublik Deutschland. Mit technischer Zusammenarbeit wusste man nicht viel anzufangen.

Doch da gab es glücklicherweise – er mag es nicht gerne hören – Herrn Dr. Korte von der Gesellschaft für technische Zusammenarbeit (GTZ), der von Anfang an, seit 1975 dabei war. Auf Drängen hatte das Gesundheitsministerium als große Ausnahme gestattet, dass ein Vertreter der GTZ – das war besser erträglich als ein Vertreter des BMZ – als technischer Berater in der deutschen Delegation an den politischen Diskussionen teilnahm. Das war aus meiner Sicht als spätere Direktorin dieser Koordination eine ganz wichtige Geschichte. Es handelte sich hier doch um die Ebene, wo auch wirklich Entscheidungen getroffen werden. Und die mussten gründlich vorbereitet und vorbesprochen sein. Da musste fundierte Überzeugungsarbeit geleistet werden, ein Dialog mit den verschiedenen Delegationen, damit sie auch mitmachten. Und da spielte dieser Kontakt mit einem Fachvertreter, ganz unabhängig vom Detail und von der Umsetzung in Projekte oder Programme, eine wichtige Rolle.

Walter Bruchhausen: Noch einmal die Rückfrage ans Ministerium. Herr Dr. Gördel, können Sie sich daran erinnern, wann, wie und unter welchen Umständen Sie zum ersten Mal das Wort *Primary Health Care* gehört haben und die dahinter stehende Änderung der Denkweise mitbekommen haben?

Klaus Gördel: Daran kann ich mich sehr gut erinnern. Ich habe 1982 dieses Referat übernommen und vom ersten Tag an, nachdem ich meine Rundreise bei den Organisationen gemacht hatte – ich sprach gerade vom Netzwerk –, ist mir dieses Wort geläufig und dass dies die neue Konzeption ist und das Ministerium diese Konzeption übernommen hat. Für uns war vom ersten Tag an *Primary Health Care* der große Leuchtturm, nach dem das ganze Gesundheitssystem, also auch unsere Hilfe ausgerichtet werden sollte.

Dazu muss ich grundsätzlich nun Folgendes sagen: Die Entwicklungshilfe, das kam in diesem Film über das GTZ-Projekt in Tansania hervorragend zum Ausdruck, braucht Zeit. Man kann nicht erwarten, dass von heute auf morgen eine heile Welt geschaffen wird in der Entwicklungshilfe. Es handelt sich aus verschiedenen Gründen um sehr lange Prozesse. Die soziokulturellen Verhältnisse gerade im Gesundheitssektor sind sehr schwierig von außen her zu beeinflussen. Das ist auch nicht unsere Aufgabe, das müssen die Entwicklungsländer selbst machen. Aber ihr Einfluss auf den Gesundheitssektor ist erheblich.

Wir waren also auf dem Dampfer *Primary Health Care*, aber dieser Dampfer ist eben eine Art Tanker, er fährt sehr langsam. Wir haben immer versucht, *Primary Health Care* in unseren Programmen verstärkt einzubauen. Aber die Eliten in den Entwicklungsländern wollen natürlich vorzeigbare Projekte haben, und das sind politische Projekte, meistens Großkrankenhäuser in den großen Städten. Sie wissen sicher, Sie verfolgen wahrscheinlich auch die Entwicklungspolitik in der Presse, dass die große Linien in der Entwicklungspolitik, auch im Gesundheitssektor, ausgehandelt werden müssen mit den Entwicklungsländern, mit den politischen Eliten und mit dem Gesundheitsministerium. Wenn diese uns sagen, wir wollen 40% oder mehr von eurer Hilfe im Krankenhaussektor investieren, dann können wir schon froh sein, wenn wir das überhaupt noch senken können. So läuft das dann und es ist sicher eine falsche Vorstellung, dass man mit einem richtigen Konzept kommt und dieses von heute auf morgen durchzusetzen kann. Das ist nicht möglich, wir sind eingebunden in die Notwendigkeiten und müssen sehen, was machbar ist.

Wenn wir nach solchen Regierungsverhandlungen im Sektor Gesundheit geschafft hatten, dass vielleicht statt der von uns vorgesehenen 70% *Primary-Health-Care*-Projekte, doch noch 60% durchgesetzt wurden, dann ist das schon ein Erfolg. Unter diesen Umständen, unter den Rahmenbedingungen, unter denen die Entwicklungshilfe angetreten ist, ist das ein Erfolg. Wir haben, um das jetzt noch zu Ende zu bringen, in den letzten zwölf Jahren meiner Tätigkeit im Gesundheitssektor kontinuierlich die *Primary-Health-Care*-Fahne hochgehalten und wir haben auch eine ganze Menge auf dem Gebiet geschafft. Aber wie gesagt, ein Paradigmenwechsel war nicht möglich.

Die beiden deutschen Staaten und die WHO

Walter Bruchhausen: Es war schon gestern mehrfach von der Konkurrenz zwischen den beiden deutschen Staaten, gerade im Gesundheitsbereich, von einem Weltlauf um Anerkennung in den südlichen Partnerländern die Rede. Wie stellte sich das aus Sicht der WHO dar? War das ein Ärgernis, sah man das als eine vielleicht auch gewinnbringende Konkurrenz, wenn die sich gegenseitig zu überbieten versuchten?

Ingar Brüggemann: Es war zweifellos ein sensibles Thema. Ich kann mich gut erinnern, dass die Bundesrepublik Deutschland, wie gesagt, seit 1951 Mitglied war, während die DDR nur Zugang als *Observer* hatte (Vollmitglied als offiziell anerkannter Staat wurde sie erst 1973). Das war keine sehr glückliche Position, denn dann sitzt man irgendwo hinten in den Rängen und hat keine aktive Rolle. Man bemühte sich lediglich im wissenschaftlichen Rahmen um Kontakte.

Als dann die DDR Mitglied war, gab es anfänglich geradezu groteske Bemühungen, die beiden deutschen Staaten nicht nebeneinander zu setzen. In der Jahresversammlung saß man damals alphabetisch, ein Jahr nach dem englischen Alphabet, ein Jahr nach dem französischen. Also saß die *Federal Republic of Germany* ein Jahr unter F und das nächste Jahr unter *A Allemagne, Republique Federale*. Da wurde taxiert und operiert, es war rührend komisch.

Ich war in dieser Zeit Sekretärin eines großen Komitees der Jahresversammlung, sozusagen aktiver Teil in diesem Apparat, und bekam eine Einladung zu einem Empfang der DDR (es war das Jahr, bevor es sicher war, dass die DDR Mitglied werden würde). Einen Moment hatte ich überlegt: Kann ich da hingehen, muss ich den *legal adviser* fragen? Als Vertreter der WHO hatte ich einen Eid geleistet, völlig unabhängig zu arbeiten und mich mit keiner politischen Richtung zu identifizieren. Ich gehe zum Empfang der Republic of Korea und ebenso zum Empfang der Democratic People's Republic of Korea – also ging ich auch zu dem Empfang der German Democratic Republic, wenn sie auch noch kein offizielles Mitglied war. Das verursachte dann beinahe einen diplomatischen Zwischenfall. Später arbeitete ich mit Prof. Renger aus der DDR (Dresden), der damals in einer der Sitzungen Vorsitzender des Programmkomitees war, und die Diskussionen verliefen reibungslos.

Als einen der ersten Mitarbeiter entsandte die DDR einen ganz hervorragenden Fachmann aus dem Bereich Arbeitsmedizin. Die DDR hatte in diesem Sektor bereits viel Erfahrung, während es sich damals für die WHO um ein neues Arbeitsgebiet handelte. Ich hatte mit den Kollegen gute Beziehungen in der Zusammenarbeit, wobei die gemeinsame Sprache hilfreich war. Die Zusammenarbeit war von dem Moment an, wo das Politische aus dem Weg geräumt war, sehr positiv, vor allem auch durch die Kooperation mit Forschungsvertretern.

Walter Bruchhausen: Die Rolle der GTZ in den Beziehungen der WHO zur deutschen EZ im Gesundheitsbereich war jetzt schon mehrfach angesprochen. Deshalb schließt es sich gut an, jetzt mit Herrn Professor Korte weiterzumachen.

Prof. Dr. Rolf Korte

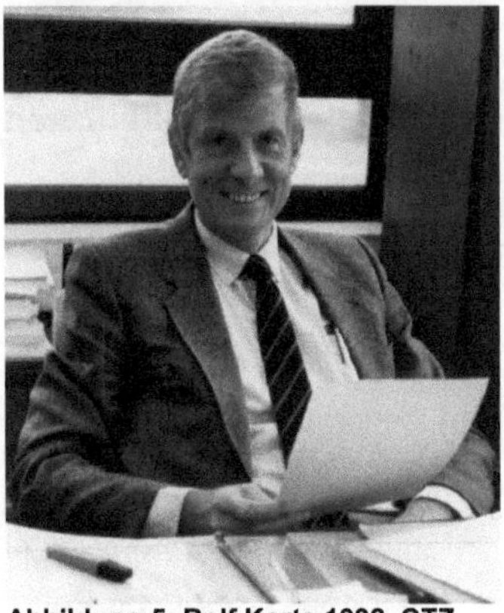

Abbildung 5: Rolf Korte 1992, GTZ-Zentrale in Eschborn

wurde 1943 in Hamburg geboren, studierte Medizin in Giessen und promovierte dort 1969. Er ist verheiratet und hat vier Kinder.

1973 erwarb er das *Diploma in Tropical Public Health* an der *London School of Hygiene and Tropical Medicine* und habilitierte sich 1977 an der Universität in Giessen. Darüber hinaus erwarb er Qualifikationen in Tropenmedizin, Gesundheitsfinanzierung und Qualitätsmanagement der Gesundheitsversorgung.

Die internationale Karriere begann 1969 am *Kenyatta National Hospital,* der *University of Nairobi*, Kenia, wo er bis 1970 tätig war. Längere Auslandstätigkeiten folgten in Tansania von 1970 bis 1972, als Leiter der *Medical and Health Unit of the Lushoto Integrated Development Project* (LIDEP) und der *Max Planck Nutrition Research Unit* und von 1973 bis1975 der *Nutrition Unit, Department of Health* in Port Moresby, Papua Neu-Guinea.

1975 wurde er Leiter der Abteilung Gesundheit, Bevölkerung und Ernährung der deutschen Gesellschaft für Technische Zusammenarbeit (GTZ) in Eschborn und blieb in dieser Position bis 2002. Bis zur Pensionierung im Jahre 2004 leitete er die Abteilung Internationale Zusammenarbeit und Programme der GTZ. In den folgenden Jahren war er Leiter der *Technical Evaluation Reference Group* beim Globalen Fond gegen Aids, Tuberkulose und Malaria (GFATM) in Genf und des *Joint Coordinating Board* der Abteilung *Tropical Disease Research* (TDR) bei der WHO.

Er lehrte unter anderem an der Universität Gießen, in den tropenmedizinischen und *Public-Health*-Studiengängen am Bernhard-Nocht-Institut in Hamburg, der FU in Berlin, der Universität Heidelberg und im Europäischen Epidemiologiekurs und publizierte in großem Umfang.

Durch sein berufspolitisches Engagement war er Mitglied von Leitungsgremien zahlreicher nationaler und internationaler Organisation, u.a. der Deutschen Gesellschaft für Tropenmedizin und Internationale Gesundheit (DTG), der Deutschen Stiftung Weltbevölkerung, der WHO, der *Federation of European Societies for Tropical Medicine and International Health* (FESTMIH) und des GFATM.

Ausgewählte Publikationen

- mit Rainer Sauerborn, Konzepte und Evaluierung der Entwicklungszusammenarbeit, in: Tropenmedizin in Klinik und Praxis, hg. von Thomas Löscher und Gerd-Dieter Burchard, begr. von Werner Lang (Stuttgart: Thieme 4.Aufl. 2010) 984-992.
- Responding to HIV, AIDS in the developing world. The GTZ contribution: 15 years of experience. An overview (Eschborn: GTZ 2001).
- mit Friedrich von Massow und Johnson Kimola Ndele, Guidelines to rational drug use (London: Macmillan 1998).
- mit Ricardo Keim und Petra Osinski (Hg.), Family planning strategies in the 1980s. Current approaches to population problems (Eschborn: GTZ 1983).
- (Hg.), Nutrition in developing countries. A seminar for German technical assistance personnel (Eschborn: GTZ 1978).
- Zahlreiche weitere Arbeitspapiere, Beiträge in internationalen Fachzeitschriften und Lehrbüchern sowie Vorträge.

GTZ und internationale EZ im Gesundheitsbereich

Einführung

Oliver Razum: Wir gehen weiter zu Herrn Prof. Dr. med. Rolf Korte, den ich Ihnen gern vorstellen möchte. Er hat in den Jahren 1966–1973 erste Feldforschungsaufenthalte in Kenia, Tansania und Papua Neuguinea absolviert und dann ab 1975 28 Jahre lang bei der Gesellschaft für Technische Zusammenarbeit (GTZ) gearbeitet. Die GTZ ist 1974 gegründet worden, wodurch er also einen großen Teil der Geschichte reflektiert. Er hat den Bereich Gesundheit, Bevölkerung und Ernährung geleitet, der mehrfach den Namen gewechselt hat, Herr Korte aber blieb. Seit 2004 ist er *Chair* der *Technical Evaluation Reference Group* beim Global Fund und seit 2007 ebenfalls *Chair* des *Joint Coordination Board* und des *Tropical Disease Research* (TDR) der WHO. Vielleicht, Herr Korte, können Sie direkt an die Frage nach der Verbindung zur WHO anknüpfen und die Perspektive der GTZ einbringen.

Rolf Korte: Die Initialzündung zu einer engeren Verbindung zur WHO gab der Vorgänger von Herrn Dr. Gördel, Herr Dr. Ernert. Herr Ernert kam nach einer Tätigkeit bei UNICEF ins BMZ und hatte damit eine internationale Orientierung. Er hat mich ermuntert, auch an der Gremienarbeit, insbesondere der Weltgesundheitsversammlung in der deutschen Delegation mitzuwirken. Das hat sich dann etabliert. Ich glaube, bis heute noch nimmt ein Vertreter der GTZ daran teil. Das wurde aber von der GTZ nicht als eine Kernaufgabe gesehen, sondern es war ein wenig das, was wir immer gegen einen latenten Widerstand der Organisation gemacht haben. Wir haben dann versucht Kooperationsverträge mit der WHO auszuarbeiten. Ich glaube, an dem Text haben wir etwa zwei Jahre gearbeitet. Aber wir haben es dann geschafft.

Wir hatten zeitweise eine sehr enge Zusammenarbeit mit dem Bilharziose-Programm der WHO. Was mir immer im Gedächtnis geblieben ist, ist die Tatsache, dass man eigentlich mit der WHO sehr gut zusammenarbeiten kann, auch mit relativ wenig Geld. Im Grunde genommen haben wir der WHO die Aufgabe gegeben, unser Projekt der Bilharziose-Kontrolle begleitend zu evaluieren und zu beraten. Es war ein Modell, von dem ich mir gewünscht hätte, dass es sehr viel intensiver verfolgt worden wäre. Ich muss darüber nachdenken, warum das nicht in dem wünschenswerten Maße geschehen ist, und was die Hemmnisse waren, denn das kann ich jetzt gar nicht direkt sagen. Diese Zusammenarbeit mit der WHO war für uns außerordentlich wichtig, weil wir immer den Finger am Puls der neuesten Entwicklungen in der internationalen Diskussion hatten. Angefangen mit *Primary Health Care* und um die Orientierung auf *District Health Services* usw. auch wirklich zu verstehen. So waren wir immer unmittelbar über die neuesten Entwicklungen informiert.

Ich glaube, das war eine ganz wichtige Sache, weil wir damit auch unsere Erfahrungen in die internationale Diskussion mit einbringen konnten. Dieter Neuvians' Projekt war für mich ein Musterbeispiel, bei dem wir sehr eng mit der WHO zusammengearbeitet haben. Wir haben eigentlich eine Fragestellung der WHO aufgegriffen, nämlich wie man helfen kann, bei den häufigsten Todesursachen von Kindern, u.a. Atemwegserkrankungen (*Acute Respiratory Infections*, ARI) und Diarrhö, rechtzeitig zu diagnostizieren und zu behandeln. Das hat Herr Neuvians wissenschaftlich begleitet und aufgearbeitet und da war auch die WHO involviert. Diese Dinge sind dann veröffentlicht und international wahrgenommen worden. Diese Arbeiten waren später eine wesentliche Grundlage für das Programm *Integrated Management of Childhood Illnesses* (IMCI). So würde ich mir eigentlich auch heute noch vorstellen, wie man mit der WHO enger zusammenarbeiten sollte.

Man muss dazu allerdings Mittel bereitstellen, denn was viele meinem Empfinden nach nicht wissen, ist, dass die WHO eine arme Organisation ist. Es ist heute noch schlimmer als zu deiner Zeit, Ingar [Brüggemann]. Es gibt sogenannte reguläre Beiträge, die sich aus dem Bruttosozialprodukt und einem Schlüssel mit der Bevölkerungszahl der Länder ergeben. Danach ist Deutschland der viertgrößte Beitragszahler. Sieht man sich aber heute das Gesamtbudget der WHO an, erkennt man, dass 75% aus sogenannten extrabudgetären oder freiwilligen Beiträgen kommen. Die Pflichtbeiträge zahlen gerade noch den Hausmeister und die Reinigungsdienste im Hauptgebäude, etwas salopp gesagt. Wenn man in der WHO Programme mitgestalten will, muss man diese eben auch mitfinanzieren und Geld mit einbringen. Und wie gesagt, das Bilharziose-Projekt und das ARI-Projekt waren für mich Beispiele, wie man ohne allzu viel Geld zu einer sehr nützlichen Zusammenarbeit kommen kann. Heute laufen solche Kooperationen im Bereich Gesundheitsfinanzierung, Finanzierung von sozialen Krankenversicherungs-Systemen usw., und das auch mit relativ geringem Mittelaufwand. Ich würde mir für die Zukunft wünschen, dass wir auf solchen Erfahrungen aufbauen können und die Kooperationen wieder intensivieren.

Notwendige Reform der Instrumente deutscher Entwicklungszusammenarbeit

Oliver Razum: Wir haben während unserer Veranstaltung ein Beispiel eines deutschen Projektes der Entwicklungszusammenarbeit gesehen, das sehr erfolgreich zu sein scheint. Sie haben aber kritisiert, dass die deutsche Entwicklungszusammenarbeit auf der *Policy*-Ebene nicht optimal arbeitet. Deutschland beteiligt sich nur zögerlich an globalen Gesundheitsinitiativen, mit Ausnahme des Global Fund. Eine größere Beteiligung erfordert eine weitreichende Reform der Instrumente der deutschen Entwicklungszusammenarbeit. Können Sie das näher erläutern?

Rolf Korte: Ich denke, wir müssen uns massiv umstellen. Die Politik hat entschieden, dass wir heute, ob uns das gefällt oder nicht, massiv Mittel in den *Global Fund* hineingeben, in einer Größenordnung von etwa 200 – 300 Millionen Euro pro Jahr. Und der Trend geht in die Richtung, sehr viel mehr Mittel in globale Initiativen hineinzugeben. Von denen gibt es mittlerweile natürlich viel zu viele, so dass man das gar nicht mehr überblicken kann. Aber es gibt eben einige wirklich große Initiativen und dazu gehört der *Global Fund*. Die Konsequenz daraus ist meines Erachtens, dass man nicht noch ein weiteres kleines Aids-Projekt irgendwo oder ein Aids-Programm in einem einzelnen Land initiiert, sondern den Ländern die Mittel umfassender zur Verfügung stellt. Ich denke, es kommt dann eine Schwerpunktverschiebung in eine Richtung, die die GTZ und die deutschen Entwicklungsagenturen natürlich immer schon verfolgt haben, also Beratung. Die Hauptbetonung bewegt sich dann weg vom finanziellen Beitrag hin zu einem inhaltlichen Beitrag und zu der Beratung in Bezug auf die Fragestellung, wie man diese Mittel des *Global Fund* sinnvoll einsetzen kann. Dafür gibt es auch das Projekt BACKUP der GTZ, das sehr erfolgreich und international angesehen ist. Das Projekt versucht, diese Verbindung herzustellen. Das kann ich eigentlich nur begrüßen, denn das bringt Sichtbarkeit und auch internationale Anerkennung und den Dialog mit den internationalen Organisationen. Ganz wichtig war mir immer dieses gegenseitige Lernen. Ich habe ungeheuer viel gelernt aus dem Mitwirken in den Gremien der WHO, weil da eben die Spitzenfachkräfte der internationalen Fachwelt sitzen, von denen man sehr viel lernen kann. Ich glaube, wir sind in Deutschland noch nicht genügend mit diesen Gremien vernetzt, um uns noch besser positionieren zu können.

Gegensatz zwischen globalen Initiativen und starken Gesundheitssystemen/Ansatz der WHO?

Oliver Razum: Eine Zeitlang wurde ein Gegensatz postuliert zwischen globalen Initiativen einerseits und Stärkung der Gesundheitssysteme, einem Ansatz der Weltgesundheitsorganisation, andererseits. Jetzt hat Margaret Chan, die Generaldirektorin der WHO, vor wenigen Tagen in Venedig eine Rede gehalten mit dem Titel: „*Why the world needs global health initiatives*". Ist die Kluft überwunden oder war da gar keine Kluft?

Rolf Korte: Da ist eine riesige Kluft und es ist natürlich ein ganz aktuelles Thema beim Global Fund. Das führt praktisch zurück zu einer Zeit, in der man über *Comprehensive* und *Selective Primary Health Care* heftig gestritten hat. Es besteht meines Erachtens immer noch dieser Konflikt, indem man sagt: Der *Global Fund* unterstützt die Gesundheitssystemförderung nicht genügend. Wir haben uns in unserer 5-Jahresevaluierung angeschaut, ob das zutrifft. Und in der Tat, es gibt erhebliche Schwächen, die man, wenn man sich die Dinge anschaut, beherrschen könnte. Ich glaube, wir haben in der GTZ oder in der deutschen EZ auch mit dem BMZ gemeinsam immer gesagt, wir wollen Gesundheitssysteme unterstützen. Da gibt es einen klassischen Gegensatz zwischen Nordamerika, wo man gerne *Magic Bullets* abschießt und sagt, wir können Nahrungsmittelanreicherung oder diese oder jene Intervention machen, und uns auf der anderen Seite, die wir immer eher einen systemischen Ansatz verfolgt haben. Warum ist es uns nicht ganz gelungen, diesen Ansatz auch zu verbreiten? Ich glaube, es liegt im Nachhinein betrachtet daran, dass wir erst einmal den Begriff „Gesundheitssystem" nicht richtig definiert und umrissen haben. Ich bin auch noch immer der Meinung, dass die WHO-Definition von Gesundheitssystem, die eigentlich nur auf der Aufzählung der Komponenten eines Systems beruht, nicht ausreicht. Man muss es von der Zieldefinition formulieren und sagen, was eigentlich das Ziel des Systems ist und es von daher aufrollen. Ich glaube, dann wird vieles klarer. Das ist noch nicht geschehen. Das ist auch die Gefahr der jetzigen Diskussion, dass man diese Definitionsfrage, so langweilig sie erscheinen mag, eigentlich nicht eindeutig geklärt hat. Und so versteht jeder darunter, was er will und es gleitet ab ins Grenzenlose. Wir haben gestern von dem Computertomographen gehört, der heute zu *Basic* oder *Primary Health Care* gehört, genauso wie die *Village Health Worker*, die auch wieder aktuell werden. Und das ist natürlich konzeptionell nicht leistbar, sodass man das klarer eingrenzen muss.

Finanzierung

Ich glaube, insgesamt haben wir mit dem Geld, das wir zur Verfügung hatten, gute Arbeit geleistet. Meiner Meinung nach war die einzige Fehleinschätzung die, dass wir häufig überschätzt haben, was wir mit dem wenigen Geld machen konnten. Nicht nur, weil wir nicht realistisch eingeschätzt haben, was das Geld wirklich bewirken kann, sondern weil wir auch gehofft haben, dass die wirtschaftliche Entwicklung der Länder es ermöglicht, Dinge, die wir begonnen haben, aufzugreifen. Neben vielen Faktoren, die vielleicht zu dem mangelnden

Erfolg von *Primary Health Care* beigetragen haben, war 1978 einfach eine enorme Aufbruchsstimmung da. Aber ich erinnere mich auch noch sehr gut, dass Herr Merkel gerade aus London zurückkam, wo er seine Magisterarbeit über *Primary Health Care* in Burkina Faso geschrieben hatte, und dann pointiert darauf hinwies, dass das auch alles Geld koste. Dieses Geld hatte erstens niemand und es hatte auch niemand die Kosten richtig durchgeplant. Zudem hatten die WHO und UNICEF das *Primary-Health-Care*-Konzept sehr offen formuliert und die frühen Erfahrungen wurden nicht früh genug evaluiert, um daraus Lektionen abzuleiten. Es gab *Primary Health Worker*, die eine zweijährige Ausbildung durchliefen und es gab *Primary Health Worker*, die ungefähr eine Woche ausgebildet wurden. Das wurde alles völlig nebeneinander laufen gelassen. Das war sicherlich nicht gut. Und mit der Wirtschaftskrise Mitte 1985 zerstoben unsere Hoffnungen auf Nachhaltigkeit des Konzepts.

Dann kamen neue Paradigmen hinzu: *Cost Recovery*. Es mussten Gebühren für die Gesundheitsversorgung erhoben werden. Für was man nicht bereit ist zu bezahlen, das ist nichts wert. Was mir so im Langzeitrückblick auffällt, ist ein zu häufiger Paradigmenwechsel, dem wir auch in der deutschen Entwicklungszusammenarbeit ausgesetzt waren. Erst *Basic Health Care*, das war unsere erste Konferenz in Jaunde (1976), und als wir das Thema verinnerlicht hatten, kam sehr kurze Zeit später *Primary Health Care*. Diese Initiativen, die alle irgendwo ihre Berechtigung hatten, wurden immer vor ihrer Reife abgebrochen. Das kann ich für alle Initiativen sagen, die man so durchgemacht hat, also von *Basic* zu *Primary Health Care*, *Primary Health Care* geriet in die Wirtschaftskrise, dann kam *Cost Recovery*. Das alles folgte in zu kurzen Abständen aufeinander, sodass wir immer wieder umsteuern mussten, eigentlich nichts so richtig zu Ende machen konnten und diesen Lernprozess im Grunde immer wieder abbrachen und neu aufsetzten. Was wir noch gar nicht angesprochen haben, ist, dass ab 1986/87 dann zusätzlich Aids dazu kam.

Relativ früh hat das BMZ, hat Herr Gördel das auch mitgetragen. Die erste Reaktion, dass weiß ich noch, war natürlich: „Ja, aber jetzt haben wir doch *Primary Health Care* und das deckt doch alles ab, wozu kommt dann noch wieder was Neues dazu?“. Aber dieser Widerstand dauerte nur 14 Tage, dann waren wir wieder auf einer Linie. Aids hat ganz wesentlich die Gesamtpolitik beeinflusst, da gingen massiv Gelder hinein und wie in den kommunizierenden Röhren saugt dann ein Programm vom anderen Mittel ab. Es stehen insgesamt nicht genügend Mittel zur Verfügung.

Diskussion

Ingar Brüggemann: Ich habe dazu einen kleinen ergänzenden Kommentar. Ich fürchte, dass dieser Kampf um das, was gerade als die amerikanische

Idee bezeichnet wurde, im Grunde auf eine tragische Weise mit dem Zwang der Evaluierung, nämlich dem Erfolg, verbündet ist. Wir haben als WHO solche Bände über die Pockenausrottung veröffentlicht. Das war doch etwas, darauf haben wir uns konzentriert und da haben wir eine Sache verfolgt. Das war ganz vertikal. Jetzt kommen wir mit der Erkenntnis: Wo ist das nächste Thema, was können wir noch so simpel ausrotten wie die Pocken? Keine Krankheit ist so simpel, Malaria hat ja nicht funktioniert, was können wir? Und dann kam Gott sei Dank die Sache mit der Polio. Jetzt haben wir es ungefähr geschafft. Da sollte das *Expanded Program on Immunization* diese ganze Pockenbegeisterung auffangen. Aber was setzte das voraus? Endlose, jahrelange Investitionen, nicht in eine Impfkampagne, das war genauso vertikal. Ich kann mich erinnern, dass [der Generaldirektor der WHO, Dr. Halfdan T.] Mahler [*1923] den damaligen *Executive Direktor* von UNICEF [James P. Grant, 1922 – 95] am Kragen packte und sagte: „Und ich sag dir, Jim, wenn du das weiter machst mit diesen Kampagnen, indem du da irgend so ein Staatsoberhaupt in den Oberarm impfst und sagst, jetzt läuft das, das kann nicht laufen, das braucht ein System, das braucht das Horizontale. Das Kind, das nächstes Jahr geboren wird, muss genauso geimpft werden wie das erste."

Also diese Auseinandersetzung zwischen dem Vertikalen und dem Horizontalen. Dr. Mahler sagte dazu, das sei sexy und „*Primary Health Care is not sexy*". Diese Entscheidung, sich trotzdem, weil die Erkenntnis da ist, darauf einzulassen, ist nicht tragbar. Ich kann auf Dauer, und ich kann mich noch so ändern, auch mit Malaria nicht umgehen, wenn ich nicht ein System habe. Aber was hat die WHO vorgemacht: Ich war in Thailand in Büros für Malariabekämpfung, die besten Leute der WHO waren anwesend, es gab riesige Tafeln mit großem braunem Papier, Statistiken über das Ausrotten der Moskitos und so weiter. Es gab dieses tolle Poster mit dem großen Moskito und die Leute klatschten und meinten, solche Viecher hätten sie bei sich nicht... Diese Auseinandersetzung mit dem vertikalen Erfolg und der Notwendigkeit zu der lästigen Systementwicklung, ich glaube, das ist ein noch nicht gewonnener Punkt. Diese Erkenntnis scheint mir überschattet.

Klaus Gördel: Also Frau Brüggemann und Herr Dr. Korte haben ja eben in hochqualifizierter und beredter Weise die Richtigkeit der WHO vertreten. Das will ich auch gar nicht bestreiten, aber es könnte der Eindruck entstehen, als ob die Bundesregierung völlig unqualifiziert sei. Letztlich klingt es so, als ob die Bundesregierung die ganze Zeit geschlafen hätte und unfähig gewesen wäre, die Qualitäten der WHO in Anspruch zu nehmen usw. Das wäre meiner Ansicht nach, wenn dieser Eindruck bei Ihnen entstanden ist, falsch. Die Entwicklungspolitik ist nun einmal Politik – nicht im luftleeren Raum, sondern eingebettet in die allgemeine Politik. Bis 1989 war die allgemeine Politik eine bilaterale Politik, beherrscht vom Ost-West-Gegensatz. Das muss man so sehen. Und erst danach öffnete sich die Politik auch den internationalen Organisationen. Der Ost-West-Gegensatz, das können Sie sich vorstellen, der war nämlich auch Interessenpolitik: der Osten gegen den Westen. Wir machten Entwicklungspolitik nicht aus Altruismus, das ist ganz klar. Politik wird nirgendwo aus Altruismus gemacht, sondern es werden handfeste Interessen verfolgt. Dann waren die 1990er-Jahre auch nicht geradezu WHO-freundlich, also multilateral-freundlich. Da hatten wir den Leithund im Westen, das waren die USA. Und die USA waren immer für bilaterale Politik. Wir konnten gegen diesen Leithund nicht anbellen, oder welche anderen Ausdrücke man gebrauchen will. Wir waren mit eingebunden in dieses System. Und nun kommt natürlich relativ spät, und das mit Recht, die WHO zur Geltung. Jetzt bin ich auch selbst froh, dass hier diese Rolle mehr wahrgenommen wird. Aber man muss sehen, dass es vorher aus politischen Gründen gar nicht möglich war, auf die WHO so einzuschwenken. Das war natürlich auch der Grund dafür, dass die WHO im Rahmen der deutschen Entwicklungspolitik relativ wenig Geld bekam. Aber der Gesundheitssektor wurde insgesamt stiefmütterlich behandelt. Das war also nicht gegen die WHO gerichtet, sondern der Gesundheitssektor, das muss ich jetzt kritisch anmerken, wurde immer groß angepriesen von unseren Ministern und von den Bundeskanzlern, aber wenn es nachher darum ging, das zu honorieren, dann war eben gar nichts.

Hans-Jochen Diesfeld: Jetzt haben Sie ein neues Stichwort gegeben. Aber ich wollte zu diesem vertikal-horizontalen Problem sagen, dass wir das ja immer noch haben. In unseren Kursen haben wir immer großes Augenmerk darauf gelegt, weil das wirklich entscheidend ist, aber es ist letztlich auch ein politisches System dahinter zu verstehen. Erst einmal kann man es evaluieren, man kann *Input/Output* messen, wobei man mehr den *Input* messen wird als den *Output*. Aber immerhin, man kann es messen. Das Horizontale ist ein langfristiger Prozess, an dem die Bevölkerung beteiligt werden muss, an dem die Gesellschaft beteiligt werden muss. Aber welcher Politiker will, dass die Bevölkerung beteiligt wird? Das war das Scheitern auch von *Primary Health Care*. Man hätte sich den Teufel ins Haus geholt, wenn man die Bevölkerung beteiligt hätte. Die hätte dann nämlich gefragt: „Was macht ihr Politiker da oben?“ Das ist eine höchst politische Prozedur, dieser Kampf horizontal gegen vertikal. Ich glaube, das muss man im Hinterkopf behalten.

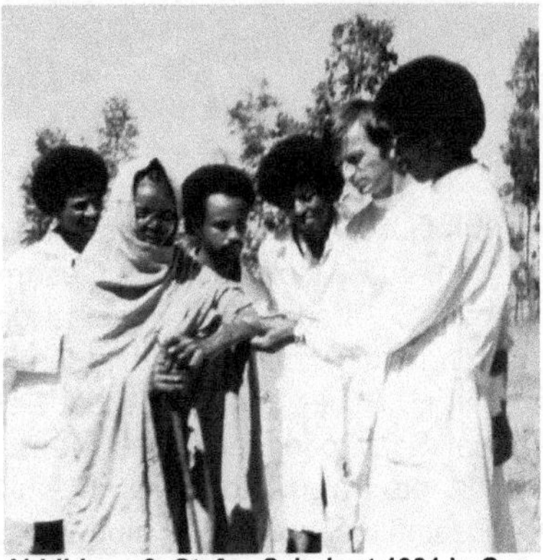

Abbildung 6: Stefan Schubert 1981 in Gondar/Äthiopien

Prof. Dr. Stefan Schubert

wurde 1947 in Conradsdorf im Kreis Freiberg in Sachsen geboren, studierte Medizin und promovierte in Leipzig. 1977 erlangte er den Facharzt für Innere Medizin. Seit 1973 ist er verheiratet und hat eine Tochter.

Ab 1978 war er in der Inneren Medizin an der Universität Leipzig tätig und erwarb 1981 die Subspezialisierung in Gastroenterologie und 1985 für Infektions- und Tropenmedizin. Nach der Habilitation 1994 wurde er Oberarzt der Abteilung für Infektions- und Tropenmedizin. 1997 wurde er zum Hochschuldozenten für Infektions- und Tropenmedizin an der Universität Leipzig berufen und 2001 schließlich außerplanmäßiger Professor.

Seine Erfahrung in der internationalen Entwicklungszusammenarbeit beruht auf zahlreichen Auslandseinsätzen. Von 1981 bis 1982 war er als *Assistant Professor* für Tropenmedizin am *Gondar College of Medical Sciences, Addis Ababa University* in Äthiopien tätig. Verschiedene Kurzzeiteinsätze auf dem Gebiet der Infektions- und Tropenmedizin führten ihn 1984 ans schweizerische Tropeninstitut in Basel, mehrmals an die *Ain-Shams-University* Kairo (1985 und 1988), nach Kamerun (1989), nach Indien an die *School of Tropical Medicine* in Kalkutta (1992), in die USA (*Center for Disease Control,* Atlanta/USA), 1996 nach Bogota in Kolumbien (Institut von Prof. Pattaroyo), nach Vietnam, Südafrika, Tansania und immer wieder nach Äthiopien ans *Gondar College of Medical Sciences* (1996, 1998, 2004).

Ausgewählte Publikationen

- mit G. Rothenberg, Beurteilung von Malariaspätschaden bei Tropenreisenden, in: Zeitschrift für die Gesamte Innere Medizin 38 (1983) 46-47.
- mit W. Granz, Einheimische und tropische Wurmerkrankungen, in: Zeitschrift für Ärztliche Fortbildung 82 (1988) 579-85.
- mit H. Sauer und J. Leykun, Bestimmung parasitenspezifischer Antikörper bei Schistosomiasis des Menschen - Diagnostische Relevanz, in: Angewandte Parasitologie 33 (1992) 151-159.
- Beeinflussung der Immunantwort bei Schistosoma-mansoni-Befall durch Praziquantel. Eine experimentelle Studie an der Maus (Leipzig: Habilitationsschrift 1994).
- et al, Tropische and subtropische Helminthosen, in: Der Internist 47 (2006) 801-809.
- Zahlreiche weitere Zeitschriftenbeiträge und Vorträge.

Akademische Nord-Süd-Zusammenarbeit während der DDR und seit der Wiedervereinigung Deutschlands am Beispiel der Universität Leipzig[21]

Walter Bruchhausen: Wir haben bisher hauptsächlich über Gesundheitspolitik der 1980er Jahre gesprochen, der Zeit nach Alma Ata, und vor allem aus einer bundesrepublikanischen Perspektive. Zur gleichen Zeit gab es aber auch auf dem Feld der Hochschulkooperation in beiden deutschen Staaten neue Entwicklungen. Ich freue mich, Ihnen dazu Herrn Prof. Stefan Schubert vorstellen zu dürfen, der aus Leipzig zu uns gekommen ist, um über seine Erfahrungen mit der Hochschulkooperation vor allem mit Äthiopien zu berichten. Er ist von Hause aus Internist mit Subspezialisierungen in Gastroenterologie, Infektions- und Tropenmedizin. Was ihn aber jetzt hier besonders interessant macht, sind seine Tätigkeit als *Assistant Professor* für Tropenmedizin am *Gondar College of Medical Science* in Äthiopien sowie danach mehrere andere kürzere Auslandsaufenthalte – etwa in der *Ain Shams University* in Kairo, Ägypten. Er kann also für einen gewissen Zeitraum vergleichen, wie in der DDR, wie in verschiedenen westlichen Tropeninstituten und vor Ort medizinische Hochschulausbildung stattgefunden hat. Sein Engagement für diesen Bereich zeigt sich vor allem darin, dass er auch nach der Wiedervereinigung, als die Hamburger und Heidelberger Kurse vor allem aufgrund ihrer Etablierung sehr stark gefördert wurden, es doch geschafft hat, dass in Leipzig, durchaus auch mit Mithilfe von Prof. Diesfeld, ein sechswöchiger Kurs etabliert wurde. Im Unterschied zu den anderen Kursen wurde er wirklich ins Medizinstudium integriert. Der Kurs hat mit sehr großer Nachfrage und auch sehr guten Evaluationen bis heute Bestand – ein Kurs der Tropenmedizin für Medizinstudierende. Mich würde interessieren, wie Sie in den 1980er Jahren den Austausch, das Verhältnis zu Partneruniversitäten im Süden der Welt in der Ausbildung von Medizinern erlebt haben.

Stefan Schubert: Vielleicht ist zunächst interessant, wieso diese Aktivitäten überhaupt in Leipzig stattfanden. Dazu muss ich etwas weiter ausholen. Man

[21] Ausgangsmaterial für dieses Kapitel war der nachträglich von Herrn Prof. Schubert schriftlich eingereichte Beitrag mit dem gleichen Titel. Die Herausgeber haben in Absprache mit Herrn Prof. Schubert ergänzende Ausschnitte aus den Zeitzeugen-Interviews an den inhaltlich passenden Stellen eingefügt.

wird ja geprägt von Vorbildern, von Persönlichkeiten. Ich bin selbst aus einer Bauerfamilie aus einem sehr kleinen Dorf und hatte damals bei unserem Kantor die Orgelausbildung. Sonntags spielte ich im Gottesdienst und dadurch hatte ich mich mit den Schriften von Albert Schweitzer beschäftigt. Und das war gerade die Zeit, als man sich überlegte, was wird man denn nun mal für einen Beruf ergreifen. Da war ich so geprägt, Medizin zu studieren unter dem Vorbild Albert Schweitzers, wie viele in unserer Generation. Ich muss auch sagen, er ist mein Vorbild geblieben bis jetzt und ich finde ihn weiterhin hoch aktuell. Wenn wir über Zeitzeugen sprechen: Wir hatten bis vor 2 – 3 Jahren noch die Gelegenheit, einen Zeitzeugen, der bei Albert Schweitzer gearbeitet hat, bei uns zu haben, der über seine Arbeit geschrieben hat und Vorträge darüber gehalten hat.[22] Es war Prof. Siegwart-Horst Günther.

Albert Schweitzer ist aus meiner Sicht gerade das Gegenteil von einem Kolonialisten. Das behaupten höchstens die Eliten, die fast an die Stelle von ehemaligen Kolonialherren treten wollen. Fragt man die Menschen, die in seinem Gebiet leben, die einfachen Menschen, was wäre gewesen, wenn Albert Schweitzer nicht gewesen wäre, sagen die: „...dann wären wir zu einem großen Teil gestorben."

Albert Schweitzer war nicht etwa nur Idealist, sondern aus meiner Sicht auch ein sehr großer Realist, wenn man an seinen Ausspruch denkt: „Das wenige, was du tun kannst, ist viel." Einem Chefarzt, der vor wenigen Wochen nach Liberia ging, hatte ich das mit auf dem Weg gegeben, weil er noch nie in den Tropen war und von der Kirche in dieses nachbürgerkriegsgeschüttelte Land eingesetzt wurde, um etwas mit aufzubauen. Er sah, wie die Obrigkeiten überhaupt kein Interesse hatten für ihre Ärmsten der Armen. Er war so froh für diesen Ausspruch. Er sagte, man kann nur wenig tun.

Das hat mich geprägt und dadurch kam ich nach Leipzig zum Studium. Die Universität in Leipzig hat dieses Jahr 600 jähriges Jubiläum und ist immer international geprägt gewesen. Wir hatten z.B. Prof. Max Bürger, der aus Bayern stammte und ein maßgeblicher Wegebereiter der Alternsforschung war. Er hatte die Medizinische Universitätsklinik mit unermüdlichem Einsatz durch die Wirren der Kriegsjahre geleitet. Bereits Anfang der 1950er Jahre vertrat er als Ordinarius für Innere Medizin die Ansicht, man müsse sich an unseren Universitäten nicht nur mit den Krankheiten bei uns, sondern auch mit den Krankheiten ferner Länder beschäftigen. Er beauftragte damit seinen Assistenzarzt Dr. Werner Granz entsprechend dessen besonderer Neigung für diese Problematik. Dr. Granz hatte die großen gesundheitlichen Probleme in Nordafrika noch

---

[22] Günther, Siegwart-Horst/Gerald Götting, Was heißt Ehrfurcht vor dem Leben? Begegnung mit Albert Schweitzer (Berlin: Neues Leben 2005).

während des Zweiten Weltkrieges kennen gelernt, war tief gerührt und sagte sich, er wolle wiederkommen – aber im Frieden. Wiederkommen, um sich näher mit den Krankheiten der Völker des Südens zu beschäftigen und dadurch ihre gesundheitlichen Probleme besser lösen zu helfen. Es wurde auf akademischem Gebiet sein Lebenswerk.

Bereits vor Gründung der DDR war Dr. Granz der Deutschen Tropenmedizinischen Gesellschaft beigetreten. Er blieb Mitglied bis zu seinem Tod. In der Klinik betreute er die schon damals zahlreichen Studenten aus tropischen Ländern mit ihren Krankheiten wie Paragonimiasis[23], die bei uns in der Regel völlig unbekannt waren. 1960/61 nahm er (gemeinsam mit Dr. K. Ziegler, Rostock) am Tropenmedizinischen Lehrgang des Bernhard-Nocht-Instituts in Hamburg teil und weilte anschließend zu einer Hospitation in München. Mit dem ehemaligen langjährigen Direktor des Hamburger Instituts Prof. W. Mohr stand er seit dieser Zeit in freundschaftlicher Verbindung. Später bereiste er mehr als 30 Länder, darunter viele tropische Länder – u. a. als Schiffsarzt mit ausgedehnten Landgängen. Seine Dienstreisen, z.B. nach Indien oder Vietnam, waren stets sehr gut vorbereitet und die zahlreichen Arbeitsbesuche in namhaften Kliniken und Forschungseinrichtungen wurden intensiv fachlich ausgewertet. Bei allem blieb er ein sehr guter Kliniker. Er baute ein Speziallabor für Tropenkrankheiten auf und beschrieb in den „Arbeitsmethoden der Inneren Medizin“ die parasitologischen Labormethoden. Privat war er bei aller Aufopferung für sein Fachgebiet ein treusorgender Familienvater. Seine Ehefrau unterstützte ihn sehr, wodurch er sich ganz seinem Fachgebiet widmen konnte – so beispielsweise der Verfassung des Lehrbuchs „Tropenkrankheiten“ (1976), gemeinsam mit Prof. K. Ziegler als Zweitautor. Durch die umfassende und gleichzeitig ausgewogene Darstellung der Erkrankungen in tropischen Ländern hinsichtlich biologischer Grundlagen, Verbreitung, klinischer Erscheinung, Diagnostik und Therapie, aber auch hinsichtlich klimatischer sowie soziokultureller und sozioökonomischer Aspekte erhielt es im gesamten deutschsprachigen Raum eine sehr gute Beurteilung, weshalb es rasch vergriffen war. Es bestand ein Interesse an einer Zweitauflage mit einer US-amerikanischen Lizenz für eine englischsprachige Ausgabe, wozu es aber durch den Tod von Prof. Granz nicht mehr gekommen ist.

1959 hatte Granz die erste Hochschulvorlesung über Tropenmedizin an der Universität Leipzig gehalten. Dieses Fachgebiet reihte sich sehr gut ein in das Fächerspektrum der traditionsreichen Universität in dieser weltoffenen Stadt (gegründet 1409, von 1953–91 Karl-Marx-Universität) – mit Lehrstühlen z.B. für Indologie oder Sinologie, die heute mit einem über hundertjährigen Beste-

[23] Lungenegelkrankheit durch Verzehr von befallenem rohem Krabbenfleisch.

hen zu den ältesten in Deutschland gehören. In Leipzig wurden die meisten ausländischen Studierenden, die zu einem Studium in die DDR kamen, am „Herder-Institut" (benannt nach dem Theologen der Aufklärung Johann Gottfried Herder) ein Jahr lang vor ihrem Studium in allgemeiner und fachspezifischer deutscher Sprache ausgebildet. Die weitaus meisten dieser ausländischen Studenten (aus über 60 Ländern) stammten aus tropischen Ländern. An der Universität Leipzig selbst stammte etwa jeder zehnte Student aus den Tropen und ein großer Teil davon studierte Medizin. Deshalb wurden bereits Ende der 1960er Jahre unter der Leitung von Granz während der Semesterferien tropenmedizinische Lehrgänge für die ausländischen Medizinstudenten abgehalten.

Walter Bruchhausen: Ich habe schon mehrere Ärzte erlebt, die in der DDR gearbeitet haben, für die Schweitzer persönlich eine wichtige Motivation war. Aber zu einem Hochschulengagement innerhalb einer Partnerschaft kommt man ja nicht nur aufgrund eigener Motivation, sondern der Staat muss einen Freiraum geben, muss Interesse daran haben.

Stefan Schubert: Anfang der 1970er Jahre waren angeblich im Hochschulministerium der DDR Beschwerden aus tropischen Ländern darüber eingegangen, dass ihre Medizinstudenten zwar gute bis sehr gute Studienabschlüsse erzielten, aber nach ihrer Rückkehr von den großen Seuchen und spezifischen Erkrankungen zu Hause, wie Malaria und Schistosomiasis, keine ausreichenden Kenntnisse hätten. Sie müssten dann nochmals ins Ausland zu tropenmedizinischen Lehrgängen geschickt werden. Es wurde die Bitte vorgebracht, solche Kenntnisse möglichst schon während des Grundstudiums zu vermitteln. Prof. Granz waren selbst einige solche Schicksale von Studenten aus den Tropen bekannt, die ihr Medizinstudium in der DDR hervorragend abgeschlossen hatten, denen aber zu Hause nach kurzer Zeit wegen fachlicher Fehler die ärztliche Berufserlaubnis entzogen werden musste. Die beste Hilfe zur Selbsthilfe auf ärztlich-akademischem Gebiet bestand daher seiner Auffassung nach in einer bestmöglichen Vorbereitung der Medizinstudenten aus den Tropen auf ihre zukünftige ärztliche Tätigkeit in ihren Heimatländern bereits während ihres Studiums hier.

Das Hochschulministerium hatte mit der Schaffung eines Lehrgangs reagiert, der für sämtliche Studenten aus tropischen Ländern, die in der DDR Medizin studierten, obligatorisch war. Die Teilnahme einschließlich des Bestehens der Abschlussprüfung (schriftlich/mikroskopisch/mündlich vor einer Kommission) war zusammen mit dem bestandenen Staatsexamen die Voraussetzung für die Erteilung der ärztliche Approbation. Man entschied sich im Hochschulministerium nach mehreren Sitzungen, in denen mit Vertretern der verschiedenen medizinischen Fachgebiete aus der DDR intensiv um ein geeignetes Konzept gerungen wurde, schließlich für ein von Prof. Granz vorgelegtes Lehrkonzept, das nicht nur die klassischen Tropenkrankheiten, sondern die ganze Breite der „Medizin in den Tropen" einschließlich ärztlicher Tätigkeit auf den verschiedenen Fachgebieten unter den ganz anderen Bedingungen als bei uns im Blick hatte.

Angesiedelt war dieser Lehrgang im Wahlpraktikum. Das Praktische Jahr (6. Studienjahr – PJ) bestand aus 4 Monaten Innere Medizin, 4 Monaten Chirurgie und 3 Monaten Wahlfach – für ausländische Studenten war es Pflicht, 6 Wochen des Wahlfaches für die Teilnahme an dem „Zentralen Tropenmedizinischen Lehrgang" in Leipzig zu verwenden; „zentral" deshalb, weil sämtliche Medizinstudenten im 6. Studienjahr aus den Tropen im Frühjahr zu diesem Lehrgang nach Leipzig kommen mussten. Die Universität Leipzig war dadurch zur Unterbringung der Studenten (einschließlich der Bereitstellung von Kinderkrippenplätzen für Familien bzw. Studentinnen mit Kleinkindern, sofern erforderlich) verpflichtet. Bis über 50 Studenten aus ganz verschiedenen tropischen Ländern nahmen jährlich an diesem Lehrgang teil. Für interessierte deutsche Studenten war dieser Lehrgang nicht zugänglich – für sie bestand postgradual während oder nach der Facharztausbildung die Möglichkeit zur Teilnahme an einem mehrwöchigen tropenmedizinischen Lehrgang, der von der „Akademie für ärztliche Fortbildung" unter der Leitung von Dr. med. Dr. phil. Kupferschmidt und anderen Fachkollegen angeboten wurde.

Um die ausländischen Studenten nicht nur durch theoretische tropenmedizinische Kenntnisse, sondern entsprechend der anderen Alterspyramide und medizinischen Versorgung auch besser praktisch auf ihre baldige ärztliche Tätigkeit in ihren Heimatländern vorzubereiten, war in Leipzig angedacht, im PJ die Pflichtabschnitte unter Einbeziehung der Geburtshilfe und Pädiatrie weiter zu teilen. In geeigneten Kliniken sollten die ausländischen Studenten dann auch in diesen Fächern Praktika absolvieren. Das PJ hätte dann bestanden aus 2 Monaten Innere Medizin, 2 Monaten Pädiatrie, 2 Monaten Chirurgie, 2 Monaten Gynäkologie und Geburtshilfe, 6 Wochen Tropenmedizinischem Lehrgang, 6 Wochen Wahlfach. Dazu war es aber bis 1989 nicht mehr gekommen.

Ein weiteres Projekt der Universität Leipzig einer akademischen „Hilfe zur Selbsthilfe" bestand 1979–1989 in der Ausbildung von Medizinstudenten in Gondar/Äthiopien. Durch den Mangel an Ärzten – besonders nach dem politischen Umsturz 1975 – bestand der Wunsch nach einer Erhöhung der Ausbildungskapazität im eigenen Lande. Durch einen Vertrag mit der Universität Leipzig wurde in Gondar ein zweiter Hochschulort für das Medizinstudium gegründet (Gründungsdekane: Prof. Mallede, Gondar; Prof. F. Müller, Leipzig). Diese Hochschule wurde als Außenstelle der Addis Ababa University (AAU) eingerichtet – der einzigen Universität damals im Lande – und zwar durch Umwandlung des bereits seit 1954 nach einer WHO-Konzeption betriebenen „*Public Health College of Gondar*" (auf dem Gelände eines ehemaligen Feldlazaretts aus dem Abessinienkriegs 1935/36) in das „Gondar College of Medical Sciences" (GCMS).

Es wurde nahezu die komplette medizinische Ausbildung übernommen – von der Anatomie, Biochemie, Pharmakologie über Mikrobiologie, Hygiene, Radiologie, Dermatologie, HNO-, Augenheilkunde und Neurologie/Psychiatrie bis hin zu den vier großen klinischen Fächern. Auch hier war Prof. Granz in die Lehrkonzeption maßgeblich einbezogen. Das Studium entsprach einer WHO-Richtung der Ausbildung von Ärzten in ihren eigenen Heimatländern anhand der Krankheiten und unter den Bedingungen in ihren Ländern. Ausgebildet wurde weitgehend nach einem angloamerikanischen Lehrkonzept – während des klinischen Studienabschnitts mit intensivem *bedside teaching* in den inneren bzw. mit praktischer Ausbildung in den chirurgischen Fächern am Vormittag und mit Vorlesungen sowie Seminaren am Nachmittag. Beeindruckend waren die hohe Studienmotivation und der große Fleiß der Studenten. Durch eine umfangreiche Fachbibliothek aus den vorangegangenen Jahren (vorwiegend aus den USA) konnten die Studenten nach internationaler Fachliteratur lernen – in Innerer Medizin z.B. nach „*Harrison's Principles of Internal Medicine*". Hauptziel war neben fundiertem theoretischem Unterricht eine sehr praxisorientierte Ausbildung – einschließlich des Trainings in den wichtigsten Punktionen, kleinen chirurgischen Eingriffen, selbständigen Laboruntersuchungen und parenteralen Infusionsbehandlungen. Am Ende des Studiums waren daher die Studenten in der Lage, die häufigsten Erkrankungen und medizinischen Notfälle, wie eitrige Meningitis oder Frakturen, weitgehend selbstständig zu behandeln, unkomplizierte Entbindungen zu leiten sowie in Einzelfällen größere Eingriffe wie Appendektomie und Kaiserschnittentbindung unter Aufsicht durchzuführen.

Das Besondere am GCMS war, dass es sich um eine medizinische Hochschuleinrichtung in einem ausgesprochen ruralen afrikanischen Gebiet weit außerhalb der Hauptstadt handelte, was zu damaliger Zeit in Afrika noch eine Seltenheit darstellte. Die Patienten stammten daher weit überwiegend aus der ländlichen armen Bauernbevölkerung – zu einem großen Teil unternährt, gezeichnet von ihrem „täglichen Kampf ums Dasein", Erwachsene in der Regel ohne Schulbildung, mitunter ohne jegliche sprachliche Verständigungsmöglichkeit mit dem äthiopischen Personal durch die ethnisch bedingte große Sprachenvielfalt im Lande.

Walter Bruchhausen: Wie waren denn dann die Erfahrungen dort vor Ort als *Assistant Professor*? Wurde das angenommen, was Sie als Dozent einbringen konnten?

Stefan Schubert: Für beide Seiten eine sehr schöne Zeit. Die klinischen Lehrkräfte aus Leipzig und anderen Hochschulorten der DDR lehrten nicht nur – vor allem behandelten sie auf ihren Fachgebieten die Patienten gemeinsam mit den Studenten. Sie lernten dabei Krankheiten und Krankheitszustände kennen, die bei uns nicht oder nicht mehr vorkommen. Wir Lehrkräfte waren dadurch in vielerlei Hinsicht nicht nur Lehrende, sondern gleichzeitig auch Lernende. Man konnte Krankheiten wie die Lepra im wahrsten Sinne des Wortes „begreifen". Man lernte aber auch durch den damaligen Eritreakrieg von ärztlicher Seite die Schrecken und schlimmen Folgen von Krieg kennen, wie sie unserer Generation in Mitteleuropa seit dem 2. Weltkrieg erspart geblieben sind.

Ich glaube, wir sind alle aus den Erfahrungen darüber einig: Gesundheitsprojekte laufen alle nur, solange Frieden in den Ländern ist. Sobald Krieg und Bürgerkrieg herrschen, brechen sie zusammen. Ich muss immer an die Ausführung von Gustl Stich denken, der so eindrucksvoll am Beispiel Angolas gezeigt hat, wie sich die Schlafkrankheit durch den Krieg wieder ausgebreitet hatte. Durch einen Krieg, in dem es um Diamanten und Erdöl geht, mit Waffen aus unseren Ländern. Das darf man nie vergessen. Ich bin auch sehr geprägt von einem Arbeitsaufenthalt in den USA an den *Centers for Disease Control*, wo mir von ärztlichen Kollegen berichtet wurde, welche sagten: ,,Wir dürfen uns nicht nur mit den Tropenkrankheiten beschäftigen, wir müssen auch was gegen die vielen Waffenexporte aus unserem Land in diese Länder tun." Sie ließen sich dadurch nicht als Offiziere der Reserve einschreiben, um ein Zeichen zu setzen gegen die Waffenexporte und gegen die militärischen Einsätze. Friedliche Konfliktlösung ist eine ganz wichtige ärztliche präventive Maßnahme global gesehen, deshalb muss man auch die Friedensbemühungen für friedliche Konfliktlösung ausbauen. Sonst werden vielleicht in 20 Jahren Konflikte mit Waffen ausgetragen, die heute geliefert werden.

Das Gondar-Projekt war auch für den Zentralen Tropenmedizinischen Lehrgang sehr günstig. Viele der zurückgekehrten Fachkollegen wurden in den Lehrgang einbezogen, wo sie über eigene Erfahrungen auf ihren Fachgebieten berichten konnten. Der Aufenthalt war in der Regel auf ein Jahr begrenzt – je nach Fachgebiet auch kürzer (in „kleineren Fächern" wie Dermatologie oder Radiologie). In einigen Fällen erfolgten bei Bedarf oder auf Wunsch auch mehrjährige Verlängerungen bzw. Wiederholungen der Einsätze. Durch diese Regelung verfügte die Medizinische Fakultät der Universität Leipzig zum Zeitpunkt der Wiedervereinigung über etwa 60 Kolleginnen und Kollegen aus vorklinischen und klinischen Fächern mit eigenen tropenmedizinischen Erfahrungen aus Gondar. Insgesamt waren es jedoch über 200 Ärzte aus der gesamten DDR, da die Anzahl in Leipzig mit der Zeit nicht ausreichte, weshalb auch andere Hochschulen mit einbezogen werden mussten.

Ursprünglich war nach einem gewissen Zeitraum eine „Äthiopisierung" des Gondar-Projekts vorgesehen – d.h. Übergabe an äthiopische Fachkollegen. Es wurden postgradual geeignete äthiopische Absolventen auf den verschiedenen Fachgebieten in Leipzig und in anderen Orten der DDR weiter ausgebildet, um danach als Hochschuldozenten nach Gondar zurückkehren zu können. Der mögliche Zeitpunkt einer kompletten Übergabe in äthiopische Hände musste jedoch durch z. T. ausbleibende Rückkehr nach Gondar und durch andere Probleme immer weiter hinausgeschoben werden. Trotzdem war im Verlaufe der Jahre eine steigende Übernahme von Aufgaben durch äthiopische Ärzte im Gange. Im Oktober 1989 wurde durch die politische Situation die Hochschullehre der Universität Leipzig in Gondar beendet. Seit dieser Zeit wurde das GCMS von äthiopischer Seite weitergeführt.

Durch die politische Dezentralisierung im Lande wurde das GCMS bald von der Addis Ababa University getrennt. 2004 wurde die Gondar University gegründet mit Fakultäten für weitere Fachgebiete wie Veterinärmedizin, Jura, Sozialwissenschaften, aber auch Ökonomie und Management. Das GCMS, welches durch die Zusammenarbeit mit der Universität Leipzig während der DDR-Zeit aus dem *Public-Health-College* hervorgegangen war, ist als ein entscheidender Kristallisationskern für die Entstehung der Universität Gondar anzusehen.

Insgesamt sind damals etwa 600 äthiopische Ärzte in Gondar durch die Universität Leipzig in der erwähnten Zusammenarbeit mit anderen Hochschulen der DDR ausgebildet worden. Möglicherweise die Hälfte von ihnen haben später mangels geeigneter Stellen oder aus anderen Ursachen Äthiopien in Richtung USA, Kanada oder andere Länder verlassen, einige sind auch wieder zurückgekehrt. Vor einigen Jahren wurde geschätzt, dass etwa 70% aller in Äthiopien tätigen Ärzte in Gondar studiert oder Teile ihres Studiums absolviert haben.

Walter Bruchhausen: Bei meiner ersten Begegnung mit der DDR-Solidaritätsarbeit im Gesundheitsbereich nach der Wiedervereinigung hat mich die Terminologie etwas erstaunt. Es war von FDJ-Brigadier und ähnlichen Ausdrücken die Rede. Man hatte das Gefühl, dass das Ganze geradezu paramilitärisch organisiert war. War der Hochschulaustausch da vielleicht ein gewisser Freiraum in dieser internationalen Solidaritätsbewegung oder würden Sie da keinen Gegensatz aufbauen zwischen dem akademischen Bereich und anderen Bereichen?

Stefan Schubert: Ich kann für den akademischen Bereich als Zeitzeuge bestätigen, dass das überhaupt keine Rolle spielte. Es wurde dann vielmehr, wie gesagt auch über Prof. Granz und weitere Fachleute, gefragt: „Was braucht ihr? Wir müssen das Studium für Jahre an Ort und Stelle durchführen". Auch waren die allermeisten weder in einer Partei oder in einer anderen staatsnahen Einrichtung. Sie waren als Fachleute beschäftigt, das waren unsere Erfahrungen aus Leipzig.

Leipziger Hochschulkooperation nach der Wiedervereinigung

Walter Bruchhausen: Wie ging es dann mit der Tropenmedizin an der Universität Leipzig nach 1989 weiter?

Stefan Schubert: Durch Stelleneinsparungen und Umstrukturierungen wie Laborzentralisierungen kam es ebenfalls in diesem Bereich zu deutlichen Veränderungen. Auch ging der Anteil ausländischer Studierender aus den Tropen in der Medizin und anderen Fachrichtungen deutlich zurück bei gleichzeitiger Erhöhung der Anzahl deutscher Studierender. Aufgrund der bereits traditionellen Zusammenarbeit mit Äthiopien während der DDR wurden jedoch 1997 erneut ein Hochschulvertrag mit der Addis Ababa University geschlossen, 2002 zusätzlich ein bilateraler Vertrag mit dem Gondar College of Medical Sciences. Letzterer war durch die Trennung des GCMS von der AAU für eine engere Zusammenarbeit mit Leipzig notwendig geworden. Er geht auf große Bemühungen von Prof. D. Reißig (ehemals Institut für Anatomie der Universität Leipzig) zurück, der über eine seit Jahrzehnten bestehende Erfahrung ärztlicher bzw. hochschulmedizinischer Tätigkeit in Afrika, besonders Äthiopien, verfügt. Beide Verträge dienen in erster Linie dem Einwerben von Drittmitteln für Projekte der akademischen Zusammenarbeit – beispielsweise vom Deutschen Akademischen Austauschdienst (DAAD).

Eine so intensive Hochschulzusammenarbeit wie in den Zeiten der DDR war nach der Wiedervereinigung nicht mehr möglich – bereits aus Gründen der reduzierten personellen Besetzung in Leipzig. Einzelprojekte hat es aber im Rahmen von Kooperationsverträgen sowie durch eigene Initiativen bisher immer wieder gegeben. So seien genannt:

- ein mehrjähriges Projekt zur Behandlung von Kindern mit Kehlkopfpapillomatose gemeinsam mit in Leipzig ausgebildeten äthiopischen HNO-Ärzten durch Prof. W. Behrendt (ehemaliger kommissarischer Direktor der Universitäts-HNO-Klinik und Präsident der Europäischen Laryngologischen Gesellschaft) einschließlich einer von ihm dafür gegründeten Stiftung für die Anschaffung eines HNO-Laseroperations-Gerätes für die AAU

- die Ausbildung von äthiopischen Kollegen und Forschungszusammenarbeit (ehemals besonders mit Prof. Leykun) auf virologischem Gebiet durch Prof. G.-U. Liebert (Direktor des Instituts für Virologie) und Mitarbeiter sowie auf mikrobiologischem Gebiet durch Prof. A. Rodloff (Direktor des Instituts für Mikrobiologie/Epidemiologie) und Mitarbeiter
- Durchführung von postgradualen Kursen in diagnostischer und therapeutischer Laparoskopie sowie Hysteroskopie in Addis Abeba und Gondar durch Prof. H. Alexander und Mitarbeiter (Universitätsfrauenklinik)
- Seminare in klinischer Immunologie durch Prof. U. Sack (Institut für klinische Immunologie und Bluttransfusionswesen)
- Subspezialisierungen von äthiopischen Ärzten in Gastroenterologie und Kardiologie von der AAU (Dr. Abate, Dr. Bekele) bei Prof. J. Mössner (Direktor der Klinik und Poliklinik für Gastroenterologie/Hepatologie) bzw. Prof. D. Pfeiffer (Leiter der Abteilung Kardiologie/Angiologie)
- die Durchführung von gastroenterologischen Ultraschallseminaren an der AAU und am GCMS einschließlich der sonographisch gesteuerten Instillationsbehandlung hepatozellulärer Karzinome an der AAU durch OA Dr. M. Tröltzsch (Klinik und Poliklinik für Gastroenterologie/Hepatologie)
- Vorlesungen in medizinischer Mikrobiologie durch Frau Doz. Dr. R. Blatz (Institut für Mikrobiologie/Epidemiologie)
- die längjährige Fortsetzung der Hochschulausbildung in Anatomie durch Prof. D. Reißig (in Zusammenarbeit mit der äthiopischen Anatomin Dr. Asegerech) am GCMS.

Vereinzelt gab es auch eine akademische Zusammenarbeit mit anderen tropischen Ländern – z.B. auf kinderchirurgischem Gebiet mit Laos durch Prof. R.-B. Trölbs und in der postgradualen Subspezialisierung eines Kardiologen aus Marokko bei Prof. D. Pfeiffer (Leiter der Abteilung Kardiologie/Angiologie). Seitens des Herzzentrums Leipzig, welches an die Universität angeschlossen ist, bestand auf kinderkardiologischem Gebiet besonders durch OA Dr. M. Weidenbach (Direktor der Kinderkardiologie ehemals Prof. P. Schneider, Nachfolger Prof. J. Janoušek) eine enge Zusammenarbeit mit der AAU (v. a. mit der äthiopischen Kinderkardiologin Dr. Etsegeneth) in Form gegenseitiger Arbeitsbesuche mit Vorlesungen und Ausbildungen – v. a. in Kardiosonographie. Gleichzeitig wurden seit 2002 durch Zusammenarbeit mit der britischen Hilfsorganisation „*Chain of Hope*“ mehr als 30 äthiopische Kinder mit angeborenen Herzfehlern im Leipziger Herzzentrum (Direktor Prof. F.-W. Mohr) operiert (Kinderkardiochirurgie, geleitet von Prof. M. Kostelka). Diese Ausbildung von äthiopischen Kolleginnen und Kollegen zu kardiologischen Spezialisten kommt sehr dem Herzzentrum in Addis Abeba zugute, welches 2009 eröffnet wurde und in dem bereits Kinder mit internationaler Unterstützung am Herzen operiert worden sind.

Ein besonderes Schicksal des Fortbestehens in einer veränderten Form erfuhr der Leipziger Lehrgang für Medizinstudierende. Durch die Wiedervereinigung galt seine ursprüngliche Zielsetzung einer obligaten Teilnahme für sämtliche ausländischen Medizinstudenten aus tropischen Ländern in der ehemaligen DDR – jetzt Neue Bundesländer – nun nicht mehr. Bereits Anfang 1991 war es jedoch besonders Prof. Diesfeld (damaliger Direktor des Instituts für Tropenhygiene und Öffentliches Gesundheitswesen der Universität Heidelberg), der sich sehr dafür aussprach, diesen Lehrgang in Leipzig nach aller Möglichkeit fortzusetzen. In den Altbundesländern sei es nicht gelungen, bereits im Grundstudium einen solch umfangreichen Lehrgang für Studenten einzurichten. Gleichzeitig war unter seiner Leitung von seinem Institut das „Ärzteprogramm" für ausländische Studierende ins Leben gerufen worden, welches der Zielsetzung der Leipziger Bemühungen – die ausländischen Studierenden besser auf die ärztliche Tätigkeit in ihren Heimatländern vorzubereiten – sehr entsprach. Diese grundlegende Übereinstimmung und hohe Motivierung durch Prof. Diesfeld haben wesentlich dazu beigetragen, dass der Lehrgang fortgesetzt wurde, und bald ist ein Lehrkollektiv von etwa 30 Dozenten aus Ost und West entstanden mit umfangreichen Erfahrungen aus tropischen Ländern auf den verschiedenen Fachgebieten. Die Leitung des Lehrgangs lag nach dem Ausscheiden von Prof. Granz Ende der 1980er Jahre bis zu meiner akademischen Graduierung in den bewährten Händen des Mikrobiologen und Kommunalhygienikers Prof. W. Wildführ, ehemaliger Direktor des Instituts für Kommunalhygiene, der auch bis gegenwärtig noch seine umfangreichen fachlichen Kenntnisse und Erfahrungen aus den zahlreichen hochschulmedizinischen Gondar-Aufenthalten in den Lehrgang mit einbringt.

Der Leipziger Lehrgang für Medizinstudierende wird heute unter dem Dach der Medizinischen Fakultät vom Zentrum für Innere Medizin (Leiter: Prof. H. Häntzschel, Nachfolger Prof. J Mössner) und dem Institut für Medizinische Mikrobiologie und Epidemiologie (Direktor: Prof. A. Rodloff) getragen. Der Lehrgang wird durchgeführt gemeinsam mit Einrichtungen in der Region wie mit dem Städtischen Klinikum „St. Georg" (Prof. B. Ruf/Direktor der Klinik II für Infektions- und Tropenkrankheiten, Nephrologie und Gerontologie – einschließlich zahlreicher Mitarbeiter in den Stationspraktika und Vorlesungen, insbesondere OA Dr. Stein und OA Dr. Grünewald), mit der Veterinärmedizinischen Fakultät der Universität (OAss. Dr. R. Schmäschke, Institut für Parasitologie, Direktorin ehemals Frau Prof. R. Ribbeck, Nachfolger Prof. A. Daugschies) und dem Zoologischen Garten (OAss. Dr. W.-E. Engelmann – u. a. Gifttier-Demonstrationspraktikum). Insgesamt lebt der Lehrgang von der großen Zahl ganz unterschiedlicher Persönlichkeiten aus Ost und West aus verschiedenen Generationen und mit ganz verschiedenen Fachkenntnissen und Tropenerfahrungen, denen innerlich jedoch eine entsprechende ärztliche und naturwissenschaftliche Nord-Süd-Sicht gemeinsam ist. Es ist nicht möglich, alle Mitwirkenden zu erwähnen – insbesondere nicht aus der eigenen Medizinischen Fakultät einschließlich ihrer ehemaligen Angehörigen. Von außerhalb der Medizinischen Fakultät – stellvertretend für das gesamte Lehrkollektiv über die vielen Jahre – seien erwähnt Prof. Dr. med. Dr. phil. Dr. h. c. S.-H. Günther als ein noch ehemaliger Mitarbeiter von Albert Schweitzer, Dr .med. Dr. phil. H.-G. Kupferschmidt mit den umfangreichen Erfahrungen aus seiner langjährigen WHO-Mitarbeit, die erfahrenen Mitarbeiter der tropenmedizinischen Abteilung der Missionsärztlichen Klinik Würzburg (damaliger Direktor Prof. K. Fleischer) Dr. B. Köhler, Chefarzt PD Dr. A. Stich und OA Dr. Müller, Prof. J. Wacker (Bruchsal) als Vertreter der Gynäkologie und Geburtshilfe in den Tropen, Frau Prof. B. Vieweg (Leipzig) und nachfolgend Chefarzt PD Dr. R. Robel (Borna) für die Durchführung des geburtshilflichen Demonstrationspraktikums mit umfangreichen Erfahrungen aus Gondar, Frau G. M. Ayerle (Halle) als Hebamme mit mehrjährigen Erfahrungen aus einem afrikanischen Slumgebiet, Prof M. Krawinkel und Prof. M. Leichsenring (Gießen bzw. Ulm) sowie Dr Bernhard (Leipzig) als Vertreter der Tropenpädiatrie, Prof. F. Wilhelm, Frau OA Werschnik und Dr. Wermund (Schwerin) auf dem Gebiet der Tropenophthalmologie, PD Dr. R. Bocher (Leipzig) für die Zahnheilkunde und Kieferchirurgie in den Tropen, Herr A. Petersen (Paul-Lechler-Institut Tübingen) auf dem Gebiet der Medikamentversorgung für tropische Länder, Dr. P. Scheiber (Darmstadt) mit seinen umfangreichen Erfahrungen der Hygieneprobleme in tropischen Landkrankenhäusern – u.a. in Einrichtungen von Karl-Heinz Böhm („Menschen für Menschen"), Dr. K. Plentz (Hannover) mit seinen reisemedizinischen Erfahrungen über viele Jahrzehnte in der BRD, Prof. P. Nenoff (Leipzig) für das Gebiet der Tropen-Mykologie und der Kinderchirurg, Flugmediziner und Gründer einer privaten medizinische Hilfsorganisation in Südamerika Prof. D. Brock (Leipzig). Die größeren Organisationen wie „Ärzte ohne Grenzen", „Ärzte gegen den Atomkrieg und in sozialer Verantwortung" (IPPNW) und „Ärzte für die Dritte Welt" werden jeweils durch Vertreter mit fundierten Erfahrungen aus eigenen Einsätzen vorgestellt – teilweise bereits wieder durch ehemalige Lehrgangsteilnehmer wie Dr. J. Hahn, der bereits einmal „Ärzte ohne Grenzen" vorstellte, oder Frau Dr. L. Selig als Vertreterin von IPPNW. Als ehemaliger Teilnehmer ist auch Herr Dr. St. Fuchs (Halle) zu dem wichtigen Problem der Verbrennungsbehandlung, besonders bei Kindern in tropischen Slumgebieten, sowie für ein Erste- Hilfe-Seminar zu erwähnen. Für „Ärzte für die Dritte Welt" steht seit Jahren der Landarzt Dr. M Richter (Seehausen bei Leipzig) zur Verfügung, der sehr praxisnah aufzeigt, wie man seinen ärztlichen Beruf hier ausüben und gleichzeitig in den Tropen an Orten großer Not ärztlich tätig sein kann durch Mitarbeit in solchen Organisationen. Schließlich sind vereinzelt auch Ärzte aus Afrika während postgradualer Ausbildungen in Leipzig in die Lehre mit eingebunden worden – beispielsweise der Urologe Dr. Danki Sillong aus Kamerun zu dem wichtigen Thema „Anforderungen an einen Arzt aus afrikanischer Sicht".

Am Lehrgang nehmen ca. 80–100 Medizinstudenten teil. Sie kommen nicht nur aus Leipzig bzw. den Neuen Bundesländern, sondern aus der gesamten BRD. Der Lehrgang ist jetzt ein fakultatives Lehrangebot für interessierte Medizinstudenten des 4.–6. Studienjahres. Seit der Wiedervereinigung handelt es sich fast ausschließlich um deutsche Studenten. Ziele sind wie seit Beginn die Vermittlung systematischer tropenmedizinischer Kenntnisse durch Vorlesungen, Labor- und Stationspraktika sowie die Darstellung ärztlicher Tätigkeit unter aus unserer Sicht unzureichenden und komplizierten äußeren Bedingungen. Der Lehrgang entspricht daher noch weitgehend dem Konzept von Prof. Granz. Zusätzlich werden jetzt auch die Organisationen und die Möglichkeiten für eine eventuelle spätere ärztliche Mitarbeit in der Entwicklungs-Zusammenarbeit vorgestellt. Aber selbst wenn man später nie in tropischen Ländern beruflich tätig sein wird, soll eine Teilnahme an diesem Lehrgang von Nutzen gewesen sein. Dies betrifft bereits die Vermittlung von Kenntnissen über Tropenkrankheiten, welche man durch den Massentourismus und durch die vielfältige internationale Zusammenarbeit heute für eine ärztliche Tätigkeit auch hier bei uns braucht. Es sollen durch ihn aber auch Ursachen von Vorgängen besser verstanden werden, welche sich aktuell in unseren Ländern ebenso ereignen wie seit längerer Zeit in tropischen Ländern, wenngleich auf einem anderen Niveau, wie Abwanderung ins Ausland („*brain drain*") oder immer größer werdende soziale Unterschiede und Stadt-Land-Unterschiede in der ärztlichen Versorgung. Insgesamt sollen auch durch diesen Lehrgang – wie durch das Grundstudium überhaupt – die Studierenden auf ihre spätere berufliche Tätigkeit entsprechend ihren besonderen Neigungen und Fähigkeiten so gut wie möglich vorbereitet werden.

Und hier muss ich Herrn Prof. Diesfeld noch einmal sehr danken, dass er uns ermutigte, doch fortzufahren. Nach seinen Ausführungen hat man sich in den Altbundesländern jahrelang darum bemüht, ein ähnliches Modell für Gesamtdeutschland in der Hochschulrektorenkonferenz durchzusetzen und ist nicht erfolgreich gewesen. Ich weiß auch noch, wie mich Prof. Klaus Fleischer später einmal fragte: „Könnten wir nicht auch eine dreiwöchige Sommerakademie in Würzburg etwa nach dem Leipziger Modell durchführen?" Diese Frage empfand ich als eine sehr große Ehre für uns! Natürlich sagte ich sofort mit großer Freude zu.

Um den Kreis dieser Darstellung der akademischen Nord-Süd-Zusammenarbeit am Beispiel der Universität Leipzig während der vergangenen Jahrzehnte zu schließen, sei am Schluss ein Zitat von Prof. Max Bürger aus seiner Eröffnungsansprache des 57. Kongresses der Deutschen Gesellschaft für Innere Medizin 1951 in Wiesbaden angeführt, welches eine Grundhaltung wiedergibt, wie sie für die medizinische Hochschullehre und besonders auch für die tropenmedizinische Ausbildung in Leipzig immer von Bedeutung war und welches von zeitloser Aktualität für den ärztlichen Beruf ist: „Es wird heute so viel um Politik gestritten. Wir Ärzte kennen nur eine Politik: Unsere Politik ist die der Liebe, der Liebe zum kranken Menschen und der Ehrfurcht vor allem Lebendigen überhaupt, wie sie unser Kollege Albert Schweitzer uns lehrt."

Hans-Jochen Diesfeld: Ein Kommentar zu dem Vorbereitungskurs für ausländische Studenten in Leipzig. Stefan Schubert und ich haben uns, ich weiß nicht mehr genau, wann das war, auf einem internationalen Kongress in Amsterdam getroffen, denn woanders konnte man sich vor der Wiedervereinigung nicht treffen. Und da habe ich von dir gelernt, was ihr mit den ausländischen Studenten macht, um sie auf ihre Rückkehr vorzubereiten, und dass das Teil des offiziellen Curriculums war. Das hat mich dazu angeregt, aus unseren Kursen in Heidelberg ein eigenes Kursangebot zu entwickeln, um dieses Modell in die deutsche Approbationsordnung einzubringen. Auch wollten wir den ausländischen Studenten sozusagen ein fachliches Ticket vermitteln, damit sie zu Hause besser arbeiten können. Es ist an den Gralshütern der Approbationsordnung gescheitert. Wir haben Tage, Wochen verbracht im Bildungsministerium in Bonn, um mit diesen Leuten zu diskutieren: Kann man nicht alternativ zu einem völlig irrationalen deutschen Curriculumsanteil, der für Ausländer total unwichtig ist, ein anderes Angebot machen? Wo immer man es dann organisiert. Das andere war natürlich, wenn das in die Approbationsordnung eingebaut worden wäre, hätte man es an allen medizinischen Fakultäten einrichten müssen und das wäre natürlich wieder ein ganz neues Problem gewesen. Die Alternative war dann, dass wir Angebote als Pakete organisiert haben, die wir an andere Universitäten verteilt haben. Mit deren Hilfe konnten Studenten und Lehrende, wenn sie wollten, auf freiwilliger Basis solche Programme einführen. Daraus ist dann das Ärzteprogramm entstanden, das von der DSE (Deutsche Stiftung für internationale Entwicklung) gefördert worden ist. Aber das war ein irrsinniger Prozess, ein solches Modell in die deutschen Strukturen hinein zu bringen – nicht weil es aus der DDR kam, sondern weil es etwas Neues war. Das war absolut unmöglich. Und es war eigentlich die Initiative der Studenten, die es uns ermöglicht hat, ihnen diese Dinge in irgendeiner Form aufzubereiten und Dozenten zu vermitteln. Das war unabhängig von den Kursen, die wir für deutsche Entwicklungshelfer gemacht haben, denn das sind ja zwei paar Stiefel. Das Endergebnis dieses Programms war dann letztlich auch, so wie Sie es jetzt nach der Wende in Leipzig erlebt haben, dass der größte Teil der Teilnehmer keine Ausländer sind. Die sind nämlich mit dem deutschen Studiengang derartig überlastet, dass sie sich solche Extratouren in die Exotik hinein gar nicht leisten können. Es waren dann im Wesentlichen auch wieder deutsche Teilnehmer, die an diesen Kursen teilgenommen haben. Insofern ist das auch zu einem gewissen Grad ein Schlag ins Wasser gewesen. Aber das Heidelberger Modell ging vom Leipziger Modell aus.

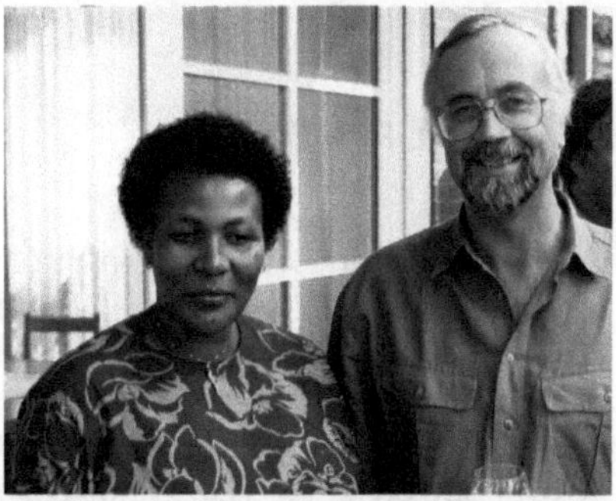

Abbildung 7: Dieter Neuvians 1991 mit Akwillina Mlay, *Family Health Project* Tansania

Dr. Dieter Neuvians

wurde 1941 in Dortmund geboren. Er studierte Medizin an den Universitäten Marburg, Kiel und München, promovierte 1971 und wurde 1978 an der Universitätsklinik Lübeck Facharzt für Kinderheilkunde. Er ist verheiratet und hat drei Kinder.

Bereits 1971 arbeitete er neun Monate als Allgemeinarzt in Sierra Leone. Seine internationale Karriere begann 1978 mit einem Einsatz für das Gesundheitsprojekt der GTZ in Jemen. Von 1980 bis 1992 leitete er dann das *Family Health Programm* der GTZ in Tansania.

Anschließen plante und koordinierte er bis 2006 mit Sitz in Harare/Simbabwe und später Kapstadt/Südafrika für die GTZ zahlreiche Forschungsvorhaben zur Gesundheitssystem-Entwicklung in 16 Ländern Süd- und Ostafrikas.

Schon seit den Anfängen hat er sich für die Nutzung moderner elektronischer Methoden der Projektmanagements und besonders in der Epidemiologie und Statistik eingesetzt. Seit vielen Jahren moderiert er bis heute die Zusammenstellung und Versendung der regelmäßigen elektronischen Fachinformation (Health, Education, Social Protection – HESP-News & Notes) an ein Netz („AFRO-NETS") von inzwischen mehr als 1.800 internationalen Abonnenten.

Durch diese Funktion ist er weiter eine zentrale Informationsstelle für alle Entwicklungen und Fragen der Gesundheitssystem-Entwicklung, der Krankheitsbekämpfung und Prävention, der Qualitätskontrolle und Kapazitätsentwicklung.

Ausgewählte Publikationen

- mit F.D.E. Mtango, Reduction of childhood mortality from pneumonia and malaria in rural Tanzania, in: Tropical Medicine and Parasitology 36 (1985) 9-10.
- mit F.D.E. Mtango, Acute respiratory-infections in children under 5 years – control project in Bagamoyo District, Tanzania, in: Transactions of the Royal Society of Medicine and Hygiene 80 (1986) 851-858.
- mit F.D.E. Mtango und Rolf Korte, Magnitude, presentation, management and outcome of acute respiratory infections in children under the age of five in hospitals and rural health centers in Tanzania, in: Tropical Medicine and Parasitology, 40 (1989) 97-102.
- mit J. P. Steinmann und Rolf Korte, Improved communication with target groups in a community based primary health care project in Tanzania, in: Tropical Medicine and Parasitology 42 (1991) 434.
- mit F.D.E. Mtango, C. V. Broom, A. W. Hightower und A. Pio, Risk-factors for deaths in children under 5 years old in Bagamoyo District, Tanzania, in: Tropical Medicine and Parasitology 43 (1992) 229-233.

Gesundheitssysteme in Praxis und Forschung

Walter Bruchhausen: Vielen Dank, Herr Kollege Schubert. Wir müssen jetzt im Hinblick auf die fortgeschrittene Zeit noch einmal zum Anfang zurückkehren, nämlich zu Herrn Neuvians.

Oliver Razum: Herrn Neuvians kennen Sie ja schon aus dem Film. Ich freue mich, dass ich ihn auch in Person vorstellen darf. Dr. Dieter Neuvians hat seine Doktorarbeit zu einem physiologischen Thema in einem Labor gemacht. Ich betone das so zum Anfang, weil ich gerne die Entwicklungsgeschichte etwas aufzeigen möchte. Er hat dann 1971/72 in Sierra Leone als Kinderarzt gearbeitet und 1978 bis 1980 im Jemen. 1980 hat er in Tansania zu akuten Atemwegserkrankungen geforscht und dann anschließend das *Familiy Health Projekt* geleitet, von dem wir ja einiges aus dem Filmbeitrag erfahren haben. Das waren über 12 Jahre, 1980–1992. Ab 1992 bis zum Jahr 2006 ging er dann von der Distriktebene auf die Systemebene. Er war nämlich GTZ *Consultant* für *Health Systems Research* für den Bereich südliches Afrika. Das ist eine Karriere vom Reagenzglas bis zum Gesundheitssystem. Wie schafft man so was? Was ist da die Motivation?

Dieter Neuvians: Ich möchte zuvor noch zwei Bemerkungen zu dem Film machen.

Erstens: Zu der Zeit, als der Film entstand, hatten wir eine Prüfung vom Bundesrechnungshof. Es war aber keine finanzielle Prüfung, sondern eine inhaltliche Prüfung. Es hat sich ungefähr so dargestellt wie im Film und dann haben die zu mir gesagt: „Das läuft so wunderbar, Sie sind ja völlig überflüssig hier.“ Und ich musste für eine Woche Tagebuch führen, was ich von morgens acht Uhr bis 17 Uhr mache.

Und die zweite Bemerkung: Ihnen ist vielleicht aufgefallen, dass im Hintergrund bei dem Interview ein Computer lief, und das am Anfang der 80er Jahre. Ich habe immer schon diese digitalen Medien gepuscht und auch die Einführung und Nutzung von Computern. Und dann wurde ich plötzlich ins BMZ zitiert, wo mir gesagt wurde: „Sagen Sie mal, Sie mit Ihrem elektronischen Kram, Sie wollen sich doch nur selbst unersetzbar machen.“ Aber das hat sich ja dann im Laufe der Zeit weiterentwickelt. Neulich fragt mich ein 6 jähriges Mädchen: „Sag mal, als man noch keine Computer hatte, wie kam man denn da ins Internet?“

Klaus Gördel: Herr Neuvians, Sie gucken mich die ganze Zeit so an. War das zu meiner Zeit? Falls ich damals Ihr Gesprächspartner gewesen sein sollte, bitte ich Sie nachträglich noch vielmals um Entschuldigung.

Rolf Korte: In meiner Erinnerung waren es die Länderreferate, die besonders skeptisch waren. Ich erinnere mich noch an einen Kollegen in Westafrika, Herrn Uwe Brinckmann. Er war einer der Vorreiter in dem Bereich. Damals musste noch für jeden einzelnen Computer in der GTZ vor der Geschäftsführung begründet werden, warum wir den unbedingt brauchten. Und die BMZ Kollegen sagten: „Aber wir haben doch auch mit Holorit-Lochung und Lochkarten gearbeitet, was brauchen die denn einen Computer?“ Sie hatten gerade von uns gelernt, dass Wasser, Diarrhö und Atemwegserkrankungen das Wichtige sind, und da passten Computer nicht so richtig hinein.

Dieter Neuvians: Gut, jetzt aber zurück zu der Frage: Wie kommt man vom Laborglas zum Gesundheitssystem?

Ich hatte an der Universität Marburg meine Doktorarbeit gemacht und war früher schon einmal als Famulant in Griechenland und Polen gewesen. Eines Tages fragte mich Prof. Bommer vom Hygieneinstitut in Marburg, ob ich Interesse hätte, nach Sierra Leone zu gehen, um dort einen ehemaligen Studenten der Universität Marburg, einen Afrikaner, zu unterstützen. Da bin ich hingegangen, zunächst als Medizinalassistent für drei Monate, und war zunächst völlig schockiert. Ich kam aus einem deutschen Krankenhaus und wollte in den drei Lehmhütten, aus denen das Krankenhaus bestand, immer das Licht anknipsen. Aber es gab weder Wasser noch Strom. Als die drei Monate um waren, hatte ich mich aber soweit eingearbeitet und Interesse gefunden, dass ich freiwillig noch einmal drei weitere Monate geblieben war. Und inzwischen hatte ich meine Frau kennen gelernt und ihr von Afrika vorgeschwärmt, so dass wir anschließend zusammen noch einmal ein halbes Jahr in das gleiche Krankenhaus in Sierra Leone gegangen sind.

Dann habe ich meine Facharztweiterbildung als Kinderarzt in Marburg und in Lübeck gemacht. Als unser Sohn vier Jahre alt war, haben wir gesagt, bevor er in die Schule kommt, können wir doch gern noch einmal ins Ausland gehen. Zu diesem Zeitpunkt schrieb die GTZ bundesweit Stellen aus und auf meinen Anruf hin wollte sie mich sofort nach Jemen schicken. Doch meine Frau wollte nicht dorthin: „Da sind ja die Entführer von dem Lorenz gerade gewesen und da ist so viel Unruhe...“ Aber schließlich sind wir doch hingegangen und ich wäre dort auch gerne noch länger geblieben.

Dann bekam ich von der GTZ das Angebot, nach Tansania zu gehen. Tansania war schon immer ein Traum von mir, denn früher gab es zu jedem Margarine-Block von Sanella jeweils ein wasserkoloriertes Bild aus Afrika dazu, unter anderen von der Serengeti und Tansania. Da sind wir hingegangen und es wurde eine sehr interessante Zeit. Das Vorhaben startete als Forschungsprojekt in Zusammenarbeit mit der WHO, es ging um Akute Atemwegsinfektionen (ARI) bei Kleinkindern[24]. Wir haben festgestellt, dass in den *Dispensaries* und *Health Centers* jedes Kind mit schniefender Nase Procain-Penicillin bekam. In den Dörfern dagegen passierte gar nichts. Die Herausforderung war somit: Was machen wir, um einerseits diese Überanwendung von Antibiotika in den Gesundheitszentren zu verringern und andererseits die Kinder, die in den Dörfern wie die Fliegen sterben, zu retten. Da kam 1980 die Bewegung von *Primary Health Care, Village Health Workers* usw. zur rechten Zeit. Daraus hat sich das Familiengesundheitsprogramm entwickelt und ich bin 12 Jahre bis 1992 dort geblieben. Wir haben im Bagamoyo Distrikt begonnen, wo anfangs jährlich etwa 800 Kinder unter fünf Jahren starben, 1992 waren es dann noch 230. Das Programm wurde dann in andere Distrikte ausgedehnt, nach Rombo, Handeni und Pangani.

Für meine Begriffe lief es damals recht gut. Es zeichnete sich aber schon ab, dass die Idee der Freiwilligkeit bei den *Village Health Workers* nicht funktionierte. Anfangs lief das sehr euphorisch, sie bekamen von der Gemeinde mal ein Hühnchen, mal etwas anderes dazu. Aber erstens hatten sie die Erwartung, in das staatliche Gesundheitssystem aufgenommen zu werden und zweitens war das vielen eben doch zu wenig, was sie von der Gemeinde bekamen. Das war sicherlich schon der erste Bruch, sicher noch nicht für den Untergang. Heute sind diese Dinge wieder aktuell und Herr Diesfeld sagte eben, *Primary Health Care* ist nicht tot, sondern vielleicht nur gelähmt und muss nur wiederbelebt werden. Es wäre sicher eine interessante Frage, wie man das schaffen könnte.

Oliver Razum: Sie haben dann ja den nächsten Schritt gemacht, von dem konkreten Projekt zu Gesundheitssystemen. Das ist ja der Schritt, den viele, die in dem Bereich tätig sind, nicht machen. Was war daran spannend und

---

[24]Akute Atemwegserkrankungen, auf Englisch ARI (*Acute Respiratory Tract Infections*), umfassen das gesamte Spektrum an Erkrankungen vom banalen Schnupfen über Mittelohrentzündung und Bronchitis bis hin zur schweren Pneumonie. Jedes Jahr sterben weltweit 4 Mio. Kinder unter 5 Jahren an diesen Krankheiten (WHO 1990 [WHO/ARI/90.5]); das entspricht einem Drittel aller Todesfälle in dieser Altersgruppe (WHO 1995 [Bulletin 73: 735-40]). Akute Atemwegserkrankungen sind damit weltweit gesehen die häufigste kindliche Todesursache.“ Reitmaier, Pitt/Razum, Oliver, Kindergesundheit 5.3, in: Diesfeld, Hans-Jochen et al. (Hg.), Gesundheitsversorgung in Entwicklungsländern (Berlin: Springer [2]2001), 233-245, hier 236.

glauben Sie, dass die deutsche Entwicklungszusammenarbeit Gesundheitssysteme positiv beeinflussen kann?

Dieter Neuvians: Davon bin ich überzeugt. Die Hinwendung zu Gesundheitssystemen erfolgte automatisch in dem Moment, als ich das Projekt *Angewandte Gesundheitsforschung* übernommen habe, das damals in Simbabwe angesiedelt, aber für die gesamte Region zuständig war. Die Ausrichtung dieses Vorhabens war schon festgelegt [durch Frau Dr. Gisela Haifa von der GTZ; HG]. Ich habe es mehr oder weniger so übernommen und dann sehr stark mit den elektronischen Medien verknüpft. Ich habe den Kollegen gesagt: Wir kommunizieren nicht mehr per Post, sondern per Computer. In einem halben Jahr findet ein erstes Seminar statt und wer keine Email hat, wird dazu nicht eingeladen. Die Ausrede „Ich habe aber kein Modem“ wurde nicht anerkannt, notfalls wurde das Modem bereitgestellt. Wir haben ja vor allen Dingen auf der *Provider*-Ebene gearbeitet, dass heißt wir haben das Gesundheitspersonal einbezogen in diese angewandte Gesundheitsforschung, wodurch Neuerungen dann viel leichter umzusetzen und akzeptabel waren. Banales Beispiel: Wenn eine Schwester merkt, dass im *Health Center* die Patienten Stunden um Stunden warten und sie sich selbst überlegt, wie man den Patienten-Flow verbessern kann, dann kommt die Idee von ihr, also vom Personal selbst. Dadurch ist sie viel leichter umzusetzen, als wenn wir von außen kommen und sagen: Ihr macht das und das falsch.

Diskussion

Hans-Jochen Diesfeld: Was ist mit dem ARI-Projekt oder mit der Kindersterblichkeit heute in Bagamoyo. Haben Sie da einen Einblick?

Helmut Görgen: Als Nachfolger von Dieter Neuvians in Tansania – allerdings nur bis Ende 2001 – kann ich sagen, dass die Aktivitäten bezüglich der erhöhten Kindersterblichkeit in Distrikt-Gesundheitssysteme integriert waren, nicht nur in Bagamoyo, sondern auch in die anderen Distrikte des Programms. Allerdings wichen die Zahlen nicht vom Durchschnitt der anderen Distrikte, in denen man solche Maßnahmen nicht durchgeführt hatte, ab.

Ich habe noch eine ganz andere Frage, die ein wenig vom Thema abweicht, und zwar an Ingar Brüggemann. Mir fällt auf, dass sie die einzige Frau in der Runde ist und ich weiß aus meiner Zeit in der GTZ, dass es auch damals nur wenige Frauen im *Public Health* Bereich gab. Wie war das im internationalen Kontext? Spiegelt die Situation hier die internationale Lage wider oder begann sich das damals schon zu verändern?

Ingar Brüggemann: Ich hatte gehofft, es würde sich schnell verändern. Dazu kann ich eine Anekdote erzählen. Als ich Direktorin bei der WHO wurde, dachte ich: 100% mehr als vorher! Denn ich wurde zu der Zeit die zweite Direktorin von insgesamt 45, außer mir gab es nur noch eine Ärztin.

Auf der Suche nach passenden Fotos für unser Treffen hier bin ich auf drei interessante Fotos gestoßen. Eins war von 1974, auf dem ich innerhalb der WHO bei einer Diskussion mit 28 Vertretern des anderen Geschlechts zu sehen bin. Ein anderes von 1984 (10 Jahre später) zeigt mich mit einer kleineren Gruppe, irgendwo in China, da waren es 18 Männer und eine Dame. Die dritte Aufnahme entstand 1994 hier in Berlin (wieder 10 Jahre später) bei der Deutschen Stiftung für internationale Entwicklung, sie zeigt ebenfalls die Spitze dieses Büros, d.h. der Bereichsleiter mit 14 Kollegen und der einen Dame. Das war nun aber eine deutsche Situation. In der WHO hat sich inzwischen schon einiges geändert. Immerhin ist jetzt, 2009, eine Frau Generaldirektorin, sie ist die zweite. Aber ich kann die genauen Prozente im Moment nicht nennen. Es ist so ähnlich wie auch in der gesamten Welt. Ich kann mich erinnern, dass bei der Konferenz in Alma Ata viele Vertreter weiblich waren. Im russischen System gab es viele Frauen, aber immer auf dem mittleren Level. Sobald es ein bisschen in die Spitze ging, war das wieder zu Ende. Die WHO hat sich sehr bemüht, auf den von der UNO vorgegebenen Prozentsatz zu kommen, anfangs 35 Prozent, später sogar 50 Prozent. Das hat, glaube ich, nur der *United Nations Population Fund* (UNFPA) in New York, erreicht. Zwar steht in jeder Stellen-Ausschreibung: Wir bitten um Bewerbungen von Frauen. Doch heißt es später dann meistens: Frauen sind so schwierig, weil sie Bedenken haben wegen ihrer familiären Situation. Das ist auch wahr. Diese Stellen sind familienfeindlich. Das müssen die neuen Generationen einfach besser machen und die Systeme müssen offener werden. Die Schweden haben es schon vor 20 Jahren geschafft, dass die Verbindung von Beruf und Familie akzeptiert wird.

Klaus Gördel: Nachdem die WHO so gut abgeschnitten hat, muss ich hier auch einmal für das BMZ die Fahne hochhalten.

Als ich 1994 das Ministerium verließ, hatten wir einen CSU-Minister und obwohl die CSU ja bekanntlich nicht als besonders fortschrittlich gilt, hatten wir bereits damals schon einen Frauenanteil im höheren Dienst von über 50%. Und nun haben wir seit acht Jahren eine SPD-Ministerin an der Spitze, Frau Wieczorek-Zeul. Unter ihr ist die Situation gewiss noch besser geworden, da bin ich sicher, aber ich kann jetzt keine Prozentsätze nennen.

Ingar Brüggemann: Als Konsequenz aus unserer Diskussion würde ich es begrüßen, wenn wir nicht nur historisch analysieren, sondern auch in die Zukunft reichende Überlegungen festhalten. Herr Dr. Gördel hat so treffend dargestellt, dass bis zur Wende 1989 die deutsche Entwicklungshilfe unter unglaublichen Zwängen stand, und hat zwei Gründe dafür genannt. Einerseits gab es die starke US-Tendenz: multilateral so viel wie eben nötig, das meiste möglichst bilateral. Und dann gab es die Hallstein-Doktrin, die als große Bremse wirkte.

Wir von der WHO haben immer auf die kleinen Länder verwiesen – die Dänen, die Schweden und die Niederländer –, für die bilaterale Hilfe viel zu teuer war und die mit dem Multilateralen durchaus einverstanden waren, weil sie sich dann besser einbringen konnten.

Ich möchte noch kurz darauf hinweisen, dass eine neue Situation entstanden ist, und dabei spielt der *Global Fund* eine wichtige Rolle, nämlich die Ermüdung in der Entwicklungszusammenarbeit. Die Schwierigkeiten, die wir ja heute auch noch ausführlich diskutiert haben, haben meines Erachtens dazu geführt, zu sagen: „Dann lasst uns wenigstens die globalen Ansätze bezahlen". Ich bin überzeugt davon, dass dies einer der Gründe ist, dass der globale Fonds diese enormen Zuwendungen erhält – allein Deutschland ist bereit, 200 Millionen einzuzahlen.[25] Das ist letzten Endes einfacher, denn dann sind ja andere für die Umsetzung verantwortlich. Ich möchte das nur als Idee einbringen. Ich fände es sehr gut, wenn die enorme Erfahrung, die in unserem Gespräch zum Ausdruck gekommen ist, nicht nur als historisches Bild, sondern auch im weiterführenden Fazit der Veranstaltung ausgewertet wird. Und da glaube ich, dass wir diese globale Finanzierung ernst nehmen sollten. Wie kann man das noch besser machen?

Rolf Korte: Ich wollte das nur noch verstärken, was Ingar Brüggemann gesagt hat. Ich glaube, was hier als Quintessenz vielleicht herauskommen könnte oder weiter verfolgt werden müsste, ist unsere Rolle in diesen internationalen

---

[25] Im Juni 2001 hat die UN-Sondergeneralversammlung in New York die Einrichtung eines globalen Fonds zur Bekämpfung von AIDS, Tuberkulose und Malaria (Global Fund to Fight AIDS, Tuberculosis and Malaria, GFATM; http://www.theglobalfund.org) beschlossen. Der Haushalt des Globalen Fonds setzt sich aus freiwilligen Beiträgen der Geberländer und des privaten Sektors zusammen. Im Rahmen der zweiten Wiederauffüllungskonferenz des GFATM, die vom 26. bis 28. September 2007 in Berlin stattfand, wurden von den anwesenden Gebern Zusagen in Höhe von 9,7 Milliarden US-Dollar für den Zeitraum 2008 bis 2010 gemacht. Deutschland hat im Rahmen der Wiederauffüllungskonferenz für den Zeitraum 2008 bis 2010 jährlich 200 Millionen Euro in Aussicht gestellt. In den Jahren 2008 und 2009 wurde dieser Betrag bereits ausgezahlt. URL: http://www.bmz.de/de/was_wir_machen/wege/multilaterale_ez/akteure/wio/gfatm/index.html, 11.2.2011.

Netzwerken. Wie wir uns da sinnvoller positionieren können. Darüber muss es meines Erachtens eine systematische Diskussion geben, mit dem Ministerium, mit den Durchführungsorganisationen. Und ich sagte ja in einem früheren Diskussionsbeitrag: International werden wir als sehr schwer verständlich wahrgenommen und wie wir das verbessern können. Das behindert natürlich unsere internationale Vernetzung sehr stark.

Konzepte und Strategien deutscher Entwicklungszusammenarbeit

Prof. Dr. Hans-Jochen Diesfeld

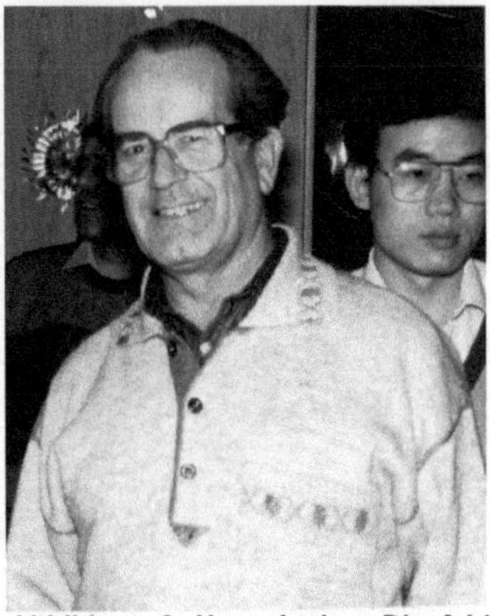

Abbildung 8: Hans-Jochen Diesfeld 1989 mit Studenten in Heidelberg

wurde 1932 in Berlin geboren und studierte Medizin in München. 1962 wurde er Facharzt für Innere Medizin und arbeitete von 1962 bis 1965 als Oberarzt am Haile Selassie Hospital in Addis Abeba in Äthiopien.

1965 bis 1970 war er Wissenschaftlicher Assistent am Institut für Tropenhygiene und Öffentliches Gesundheitswesen der Universität Heidelberg und habilitierte sich 1969 für das Fach Tropenhygiene und Öffentliches Gesundheitswesen. Nach dem Postgraduierten-Studiengang zum *Diploma in Tropical Public Health* an der *London School of Hygiene and Tropical Medicine* wurde er in Heidelberg Universitätsdozent und schließlich außerplanmäßiger Professor.

Von 1978 bis 1997 leitete er als Ärztlicher Direktor die Abteilung für Tropenhygiene und Öffentliches Gesundheitswesen der Universität Heidelberg. Er entwickelte ein einmaliges Fortbildungsprogramm für Gesundheitsversorgung in Entwicklungsländern, Postgraduiertenkurse für Ärzte und anderes Gesundheitspersonal in der Entwicklungszusammenarbeit sowie ein Lehrangebot „Medizin in Entwicklungsländern" für in Deutschland studierende Medizinstudenten aus Entwicklungsländern. Seit 1990 wurde ein einjähriges Postgraduierten-Studium *Community Health and Health Management in Developing Countries* (zum M.Sc.) angeboten.

Wie kein anderer entwickelte er in Deutschland das Bewusstsein für internationales Öffentliches Gesundheitswesen (*Public Health*) verbunden mit Tropenmedizin, Ethnomedizin/*Medical Anthropology* und Epidemiologie. Forschungen betrieb er vor allem in Ostafrika, Indien und Westafrika. 1976 bis 2000 war er Mitglied des Wissenschaftlichen Beirats des BMZE.

Er hielt Gastvorlesungen und wissenschaftliche Vorträge im In- und Ausland. Als externer Prüfer in internationalen postgraduierten Studiengängen für *Public Health* war er in London, Liverpool, Nairobi, Antwerpen und Dar es Salaam tätig. Seit 1. Oktober 1997 ist er emeritiert.

Neben seiner Tätigkeit als Gutachter für deutsche und internationale Organisationen der Entwicklungszusammenarbeit wirkte er in bedeutenden Leitungskomitees mit, u.a. dem Vorstand der Deutschen Gesellschaft für Tropenmedizin (von 1979 bis 1981 als ihr Präsident), der *Association of the Institutes and Schools of Tropical Medicine in Europe* (TROPMEDEUROP) und der *African Medical Research Foundation* (AMREF), der *Royal Society of Tropical Medicine and Hygiene* in London und der WHO. Ebenso war er Berater der Europäischen Kommission, Generaldirektion Forschung und Entwicklung.

Er hat über 250 wissenschaftliche Publikationen verfasst und ist Mitherausgeber des Handbuchs „Gesundheitsversorgung in Entwicklungsländern" sowie der Schriftenreihe „Medizin in Entwicklungsländern" (von 1979 bis 2006 genau 50 Bände).

Weitere ausgewählte Publikationen

- mit H. K. Hecklau, Kenya. A geomedical monograph (Berlin: Springer 1978) = Medizinische Länderkunde 5
- mit Ulla Simshäuser und Wolfgang Bichmann, Leitfaden zur Prüfung von Projekten im Bereich der medizinischen Zusammenarbeit mit Entwicklungsländern (Bonn: Bundesministerium für wirtschaftliche Zusammenarbeit 1985).
- (Hg.) Lehrangebot Medizin in Entwicklungsländern. Ergebnisse eines Modellversuches der Bund-Länder-Kommission für Bildungsplanung und Forschungsförderung (Baden-Baden: Nomos 1989).
- Gesundheitsproblematik der Dritten Welt (Darmstadt: Wissenschaftliche Buchgesellschaft 1989).
- Zahlreiche weitere Arbeitspapiere, Beiträge in internationalen Fachzeitschriften und Lehrbüchern sowie Vorträge.

PHC, EZ und Hochschul-Kooperation am Beispiel Burkina Faso

Oliver Razum: Es ist mir eine Freude, Herrn Prof. Dr. Hans-Jochen Diesfeld vorstellen zu dürfen, der nach einer Zeit u.a. als Landarzt und der Facharztweiterbildung Innere Medizin 1963–1965 als Oberarzt am Haile Selassie Krankenhaus in Addis Ababa in Äthiopien arbeitete. Von 1965–1997 war er am Institut, später Abteilung, für Tropenhygiene und öffentliches Gesundheitswesen als Assistent, als Dozent, als Professor (apl), als ärztlicher Direktor und schließlich als *Ordinarius*. In der Lehre hat er geradezu Leuchttürme in Deutschland errichtet, u.a. den Entwicklungshelfervorbereitungskurs ab 1974, ab 1983 das „Ärzteprogramm" für Medizinstudierende aus Entwicklungsländern und ab 1990 den Masterkurs *Community Health and Health Management in Developing Countries*. Außerdem ist er zumindest in Westdeutschland im akademischen Bereich sozusagen der Vater von Primary Health Care und *International Health*.

Hans-Jochen Diesfeld: Wir haben ja eine Reihe von Problemen in den letzten beiden Tagen angesprochen, die sich alle auf unsere Arbeit in Heidelberg ausgewirkt haben. Es sind Namen genannt worden, die Historiker haben versucht, die koloniale Vergangenheit in die Gegenwart zu transportieren und zu sehen, was sich da in der Zwischenzeit geändert hat. Ich glaube, es ist nicht so ganz deutlich geworden, dass tatsächlich Ende der 1960er, Anfang der 1970er Jahre eine Zeitenwende in der Weltgesundheitspolitik, im Verständnis von Gesundheit und Krankheit und Gesundheitsdiensten stattgefunden hat. Diese Zeit war geprägt durch eine Aufbruchsstimmung, durch die Unabhängigkeit der vielen ehemaligen Kolonien Ende der 60er und 70er Jahre. Die Länder begannen ihre eigenen gesundheitspolitischen Konzepte zu entwickeln. Wir haben von dem Übergang, diesem Paradigmenwechsel in den kirchlichen Diensten gehört und wir haben auch gehört, wie in den internationalen Organisationen der Weg in Richtung *Primary Health Care* gegangen wurde. Aufgrund meiner Biographie und meinem zeitlichen Dabeisein war ich tatsächlich von Anfang an Zeitzeuge dieser Entwicklung. 1974 hatte mich Herr Kollege Radtke, damals bei MISEREOR Aachen zu einer maßgeblichen Diskussion des Weltkirchenrates mit der WHO mitgenommen, um mir aufzuzeigen, wie es weiter gehen könnte. Ich habe den kirchlichen Diensten sehr viel zu verdanken. Es war eine sehr bewegte Zeit in den 70er Jahren. Die Einbeziehung unserer sehr kritischen Studenten und ihre konkrete Anteilnahme an unseren Anliegen wurde eine der Grundlagen unserer Arbeit. Es war schwierig für Entsendeorganisationen Kurse einzurichten, die in gewisser Weise „wertneutral" sein sollten. Darauf habe ich Wert gelegt, auf die Feststellung der Freiheit von Forschung und Lehre der Universität. Und ich konnte sagen: Wer immer kommen will, ist willkommen und dann reden wir gemeinsam über die Probleme, die uns beschäftigen. Es war schwierig, die Balance zu finden zwischen „wertfreier akademischer Lehre" und einer Bewertung dessen, was man vermitteln wollte. Das nachhaltige Ergebnis war die Erkenntnis, dass es eine wertfreie akademische Lehre in diesem Themenkomplex von *Public Health* nicht gibt. Ich habe den Studenten in dieser Zeit sehr viel zu verdanken und den Mitarbeiter/innen und Kolleg/innen, die in diesen Jahren mitgearbeitet haben.

Auslöser der „Zeitenwende"

Es waren die für uns damals bekannten Autoren, Maurice King[26] und David Morley[27], die 1965/66 in London meine Lehrer waren, bei denen man das Virus vermittelt bekam. Dann eben Paulo Freire[28], Ivan Illich[29] und Gunnar Myrdal[30]. Das waren die Autoren, die diese Zeitenwende praktisch eingeleitet haben. Die Länder selbst haben sich geäußert, als Mitglieder der Vereinten Nationen. Sie sind Mitglieder der WHO geworden und haben dort ihre Stimme eingebracht. Dann Jamkhed, die verschiedenen Organisationen und Gruppierungen, die sich im Rahmen der *Christian Medical Commission* gebildet haben und ihren Beitrag eingebracht haben. Und dann kam China dazu mit dem berühmten Barfußdoktor. Eine wenig glückliche Bezeichnung, aber wir wissen, was damit gemeint war. Das war eine Zeit, in der ich als der Ältere in dieser Gruppe die Möglichkeit gehabt habe, das Institut für diese Interessen und für diese Arbeiten zu interessieren. Es war auch eine Konfliktsituation und da sind

---

[26] King, Maurice (Hg.), Medizin der Armut. Ausgewählte Abschnitte in deutscher Übersetzung aus Medical care in developing countries [1966] (Hamburg: Dienste in Übersee 1972).

[27] Morley, David/Woodland, Margaret, See how they grow. Monitoring child growth for appropriate health care in developing countries(Basingstoke: English Language Book Society 1979); Morley, David/Rohde, Jon E./Williams, Glen, Practicing Health for All (Oxford: Oxford University Press 1979).

[28] Freire, Paolo, Pädagogik der Unterdrückten (Stuttgart: Kreuz-Verlag 1971; Original: Pedagogia do oprimido, 1970).

[29] Illich, Ivan, Die Enteignung der Gesundheit (Reinbek: Rowohlt 1975; Original: Medical nemesis).

[30] Myrdal, Gunnar, Politisches Manifest über die Armut in der Welt (Frankfurt am Main: Suhrkamp 1970; Original: The challenge of world poverty).

wir wieder bei der Geschichte: Für die klassische eurozentrische Tropenmedizin war das, was wir in Heidelberg gemacht haben, ein Gräuel.

Wir mussten uns auseinandersetzen und das Auseinandersetzen ist wörtlich zunehmen. Die haben ihre Sache gemacht und wir haben unsere Sachen gemacht.

Das Primary-Health-Care-Konzept in Burkina Faso

Ich nehme als Beispiel dieser Entwicklung die Arbeit, die wir in Burkina Faso, damals noch Obervolta, gemacht haben. Wir haben als Universitätsinstitut an dem *Primary-Health-Care*-Konzept mitgewirkt. Dieses Beispiel steht *pars pro toto* für diese Entwicklung von der ich eben gesprochen habe. Die Universität Heidelberg, d.h. wir haben das Konzept aufgegriffen, so wie es das BMZ, der DED, die GTZ und die anderen Dienste aufgenommen haben. Wir haben versucht, dies in Lehre umzusetzen, weil ich schon in meiner Antrittsvorlesung 1969 die Frage gestellt habe: „Was soll ein Tropeninstitut in einem nichttropischen Land?“ Ich sah die primäre Aufgabe für mich persönlich in der akademischen Lehre: Leute, die ihre berufliche Sozialisation hier erfahren hatten und in die „Entwicklungshilfe“ hinausgehen wollten, auf die dort zu erwartenden Probleme und gesundheitspolitischen Konzepte vorzubereiten. Ich hatte ja inzwischen eine Afrikaberufsbiographie und wusste so ungefähr, was gemacht werden muss. Meine Vorbereitung auf meinen Einsatz in Äthiopien 1963 war: „Halten sie bitte die Hallstein-Doktrin hoch.“ Das war meine Einführung und mein Mandat. Was ich zu tun habe im Krankenhaus, das würde ich dann schon sehen. Dann habe ich gesagt, das könne es wohl nicht sein. Wir müssen sensibilisiert werden, wir müssen zusehen, Schaden zu vermeiden, – das alte *nil nocere*, dass der kurze Einsatz optimiert wird. Das war unser Ziel als akademische Einrichtung. Schon bald hatten wir auch Studenten aus Burkina Faso.

Einer meiner ersten Doktoranden war Etienne Kaboré[31], der mir 1976 von einem DED Arzt empfohlen worden war, der ihn dann auch betreute. Das war der zielstrebigste Doktorand, den ich je hatte und das hat mich natürlich auch für Burkina eingenommen. Und so ging es dann weiter. Wir hatten eine enge Kooperation mit DED-Kollegen, die ihre Erfahrung wieder bei uns eingebracht haben. Wir konnten den Teilnehmern in unseren Kursen die neueren Konzepte von Gesundheitsversorgung und *Primary Health Care* vermitteln. Die Forschungsprojekte waren von nachhaltiger Wirkung, ich erinnere an die Ar-

---

[31] Kaboré, Etienne, Sektor 6. Musterbeispiel für eine Analyse des Gesundheitsversorgungssystems in Obervolta (Diss. med. Heidelberg 1978).

beiten von Charlie Steib, ein Biologe, dessen Forschung über die Verhütung von Guineawurm – Drakunkulose[32] – von der WHO aufgegriffen und in das offizielle WHO-Programm mit eingebaut wurde, weil er hier wegweisende Kontrollmechanismen aufgezeigt hat, die heute noch in Burkina an den von ihm getesteten und empfohlenen marktüblichen Hirsesieben erkennbar sind. Die Maschengröße der Siebe war so bemessen, dass sie die Überträgerlarven zurückhielt. Das war wirklich eine sehr nachhaltige Arbeit. Auch mein Nachfolger in Heidelberg, Rainer Sauerborn, war in den 80er Jahren Arzt in Burkina Faso und trägt nach wie vor wesentlich zur Kontinuität dieser Kooperation bei.

Die deutsch-burkinische Entwicklungszusammenarbeit begann Mitte der 1960er Jahre durch personelle und materielle Unterstützung der Krankenhäuser in Gaoua und Nouna. Ab 1975, also noch vor der Alma Ata Konferenz, wurde ein Programm zur Verbesserung der Gesundheitsversorgung auf dem Land aufgelegt (*Projet Amélioration des services de santé en milieu rural*). In diesem hat sich der DED ganz entschieden an der Umsetzung des von Burkina Faso später angenommenen PHC-Konzepts beteiligt. Es war die Zeit von Staatspräsident Thomas Sankara, der ja nun wirklich, im guten Sinn des Wortes, das Gesundheitssystem in Burkina revolutioniert hat. Ab 1985 wurde das Programm „*Un Village – Un Post Santé Primaire*“ (PSP) politisch forciert und das Land mit Impfkampagnen überzogen. Bis 1988 hatten über 90% aller Dörfer einen PSP. Die Distriktkrankenhäuser (*Centre Medical, CM*) und die peripheren Gesundheitsstationen (*Centre de Santé et Promotion Sociale, CSPS*) im Westen und Süden des Landes wurden mit Hilfe der Technischen Zusammenarbeit der GTZ in vorbildlicher Weise physisch rehabilitiert sowie technisch und mit einem Budget für Medikamente ausgestattet. Es entwickelte sich ein ständiger Austausch zwischen unserem Kursangebot, den Elementen, die wir vermittelt haben und dem Bedarf, den die Entwicklungshelfer in Burkina Faso in der Umsetzung des *Primary-Health-Care*-Konzepts hatten, was damals an oberster Stelle stand.

Die deutschen Kollegen haben mit großem Enthusiasmus und natürlich auch mit der üblichen Blauäugigkeit mitgewirkt, mit der wir ja alle an dieses Programm herangegangen sind. Es war eine große Aufbruchsstimmung.

Ich habe dann 1982 im Auftrag des DED eine Evaluierung durchgeführt, zusammen mit den Kollegen Pangu und Stroobant vom Antwerpener Tropeninstitut, um zu schauen, wie dieses Programm ankam. In den von uns beispielhaft untersuchten Gesundheitsdistrikten waren die staatlichen *Postes de*

---

[32] Steib, Karl, Epidemiologie und Vektorökologie der Dracunculose in Obervolta (Burkina Faso), Westafrika (Diss. Hohenheim 1985).

Santé Primaire (PSP) in einer Relation von ca. 1 *PSP* pro 5000 Einwohnern jeweils mehreren Dörfern zugeordnet. Deren staatlich anerkannte Krankenpfleger und Hebammen hatten ein umfangreiches kuratives und präventives Programm zu bewältigen.

In der Evaluierung kamen erhebliche qualitative und quantitative Unterschiede zu Tage, die sich meist durch die Qualität des jeweiligen Personals erklären ließen. Später übernahm die GTZ im Sinne der Bamako Initiative ein Programm zur Einführung essentieller Medikamente (MEG). Seine Wirksamkeit konnte durch unsere inzwischen etablierte Forschungskooperation bestätigt werden.

Unsere Arbeit hat sich dann weiterentwickelt. Wir haben über die Europäische Kommission mit dem 1984 aufgelegten Programm *Science and Technology Development* ab 1985 eine Reihe von Forschungsprojekten im Bereich Gesundheitssystemforschung durchgeführt, wobei sowohl der DED wie auch die GTZ uns in den ersten Jahren tatkräftig unterstützt haben. Das war eine sehr positive Zusammenarbeit. Am Ende dieser Entwicklung ab 1999 stand ein unabhängiges *Centre de Recherche en Santé de Nouna*, ein burkinisches Forschungszentrum für epidemiologische, biochemische und klinische Grundlagenforschung. Ursprünglich gestützt auf unsere Forschungsprojekte, ist es später mit Hilfe der Universität Heidelberg, des Landes Baden-Württemberg, verschiedener Spendern sowie des DFG-Sonderforschungsbereichs gewachsen. Dieses Forschungszentrum, weitab von der Hauptstadt, feiert inzwischen sein 10-jähriges Bestehen. Ein rein burkinisches Forschungszentrum, das sich wie jedes andere um seine Finanzierung kümmern muss. Das burkinische Gesundheitsministerium finanziert die Gesamtausstattung und das burkinische Personal. Nach meiner Emeritierung 1997 war ich bis 2007 noch im wissenschaftlichen Beirat.

Anfänge der Zusammenarbeit

Wie ist es dazu gekommen, wie fing es an? Der DED und die GTZ, ich weiß nicht, in welcher Reihenfolge sie hier engagiert waren, haben die Basisgesundheitsdienste verbessert. Die Zustände dort waren ziemlich desolat.

Ein *Centre de Santé et Promotion Sociale*, ein Gesundheitszentrum, war eine ziemlich trübe Geschichte, mit einer Ambulanz und typisch westlicher Medizin. Das Journal ist das Wichtigste. Aufschreiben wer kommt, was dann passiert, ist nicht so wichtig. Eine Dokumentation, die natürlich keiner mehr anschaut. So war der Ausgangspunkt.

Mit Hilfe der GTZ wurden dann diese Strukturen gebaut. In der ganzen Region des Westens und Nordwestens wurden einheitlich die Gesundheitszentren umgebaut.

Die Ambulanzen sahen besser aus – die Abwurfeimer beispielsweise stammten noch aus der Vorläuferambulanz – mit diesen berühmten gekachelten Wänden. Sie wurden sehr belacht, sind aber immer noch dran. Man hat da viel drüber gelästert, aber man kann sie abwaschen und sie sind nach dreißig Jahren immer noch an der Wand. Ich habe das ja 30 Jahre lang verfolgt.

Die Neugeborenenvisite und die BCG-Impfung durch einen *Infirmier* zum Beispiel haben funktioniert. Das war sozusagen der Schnitt von unserem Ausbildungsprogramm mit den DED- und GTZ-Aktivitäten in der täglichen Arbeit auf dem Dorf. Diese hat sich wiederum auf die Kooperation zwischen der Universität, den Entwicklungsorganisationen und den Gesundheitspromotoren, *Agents de santé de village* (ASV), ausgewirkt. Wir bekommen ständig die Rückmeldung, wie es dort läuft, was wir besser machen müssen. Wir haben ja ständig einen Austausch mit den ehemaligen Teilnehmern, die dann als Dozenten wieder hereinkommen. Und es sitzen ja einige hier, die das Ganze auch live miterlebt haben. Das als Möglichkeit einer Hochschulkooperation in der Entwicklungsarbeit.

Dann hat sich der DED ganz intensiv der Ausbildung der Basis-Gesundheitsarbeiter und Gesundheitspromotoren, *Agents de santé de village,* gewidmet. Sie haben Wasseraufbereitungsanlagen in jedem Haushalt dieser Gegend bauen lassen und es gab inzwischen Gesundheitsposten in elf Gesundheitsdistrikten. Dort gab es diese Sandfilter zur Aufbereitung von Trinkwasser und ein Medikamentendepot. Mit dem Medikamentenmanagement hatten sie Probleme, das ist ganz klar, da das nicht so einfach war, weil ja der Wiedereinkauf von Medikamenten ein Problem war. Denn wenn ein *Agent de santé de village* Medikamente hatte, ist er ja der *grand frère* und der Patient, der *petit frère,* muss natürlich kostenlos behandelt werden, wenn er sich an den *grand frère* wendet. Insofern hatte der *grand frère* immer Finanzierungsprobleme, aus dem Erlös des Tablettenverkaufs wieder nachzukaufen. Ein ganz typisches Problem. Es gab viele Probleme bei diesen *Agents de santé de village* und sie sind auch dann letzten Endes eingeschlafen bzw. sie haben das Fahrrad genommen, was sie bekommen haben und sind damit an die Elfenbeinküste gefahren und haben da ihre Praxis aufgemacht. Die blieben nicht im Dorf.

Dorfhebammen als zuverlässigster Pfeiler im Gesundheitssystem

Die Dorfhebammen (*Accoucheuses villageoises, AV*), haben mit einem belgischen Programm für ländliche Erwachsenenbildung (CESAO/GRAAP) mit Hilfe der DED-Mitarbeiter, die das organisiert haben, eine phantastische *Community based Health* Ausbildung bekommen, die sie in ihrer Arbeit umgesetzt haben. Ganz lokal angepasste Methoden der Geburtshilfe. Sie haben Statistik gelernt, wie sie Strichlisten führen. Ich habe im Jahre 1982 bei meiner ersten Evaluierungsmission elf solcher Posten besucht und konnte sehen, wie die Hebammen arbeiten. Und das ist das Besondere, deswegen bringe ich dieses Beispiel: Ich hatte Gelegenheit in den nächsten 20 Jahren jeweils im Abschnitt von 10 Jahren diese Frauen wieder zu besuchen, und sie waren immer noch auf Position, sie haben immer noch ihre Arbeit gemacht und sie besaßen immer noch einen voll ausgestatteten Hebammenkoffer. Ich habe die Frauen fotografiert und ich habe ihnen dann 10 Jahre später gezeigt, dass ich schon einmal da war 1982, 1993 und 2003. Sie waren also immer noch da, aber die *Agents de santé de village* waren weg, diese Dorfgesundheitshelfer waren bereits nach wenigen Jahren mit ihrer Kompetenz meist in die Elfenbeinküste abgewandert. Die Dorfhebammen haben hier die Kontinuität der medizinischen Arbeit gewährleistet. Das war meine Beobachtung in diesem Projekt und das war der Verdienst dieses DED-Engagements zu Beginn der *Primary-Health-Care*-Welle oder der Aufbruchphase. Das ist für mich ein sehr positives Erlebnis. Wie ich schon gesagt habe, habe ich viele Jahre immer wieder Burkina begleitet und musste das als wesentliches Merkmal erkennen. Ende der 1990er Jahre zogen sich DED und GTZ nach 35 Jahren aus diesem Programm zurück. Der burkinische Partner war inzwischen durchaus in der Lage, ohne diese Unterstützung seine gesundheitspolitischen Ziele zu formulieren und umzusetzen. Hierzu hat sicher die langjährige vielschichtige Ausbildungsfunktion der deutschen EZ ihren Anteil. Zahlreiche ehemalige burkinische Kooperationspartner und Studenten halten heute wichtige Positionen, auch in internationalen Organisationen. Eine Abschlussbegutachtung 2002 kommt daher zu der Feststellung, dass das Engagement der EZ im Gesundheitsbereich in Burkina Faso „strukturbildend gewirkt hat".

Aus heutiger Perspektive muss man wohl sagen, dass, ähnlich wie in vielen Programmen, das letztlich extern konzipierte PHC-Konzept nicht so angenommen und vor allem durchgehalten werden konnte, wie es entwicklungspolitisch oder gesundheitspolitisch wünschenswert gewesen wäre. Es waren wohl auch zu „viele Köche" am Werk. Die Zahl der internationalen Organisationen, die sich im Gesundheitsbereich tummelten, war unübersehbar geworden. Jede brachte ja auch irgendwie ihre eigene Agenda mit. Dies musste bei der geringen Absorptionskapazität der Gesundheitsverwaltung auf Dauer zu Verwirrung führen.

Der in der Gesundheitssystemforschung bekannte Wunsch „GRIPP" d.h. „*get research into policy and practice*" war in Burkina besonders schwer zu vermitteln. Obwohl von burkinischer Seite in Nouna eine beispielhafte Forschungsförderung geleistet wurde, war trotz engen Kontakts zur *Direction d'Etude et Planification Sanitaire* (DEP) eigentlich nicht zu erkennen, dass

Forschung nachfragt oder Forschungsergebnisse in die Gesundheitsplanung einbezogen wurden. Die Ursachen hierfür sind sicher vielschichtig.

Der nationale Gesundheits-Entwicklungsplan 2001–2010 kam zu der Feststellung, dass die Gesundheits- und die Dienstleistungs-Indikatoren keineswegs einen positiven Trend erkennen lassen. Somit muss die Frage nach der Wirksamkeit all dieser Bemühungen gestellt werden.

Problematiken seit 2005

Seit 2005 gibt es einen neuen Plan und das hängt mit dem Global Fund zusammen. Hier ist man jetzt wieder von dem horizontalen Ansatz auf den vertikalen Ansatz zurückgegangen. Man hat einen neuen „vertikalen" Ansatz gefunden, bei dem für HIV, für Aids, für Tuberkulose usw. eigene Dorfgesundheitshelfer rekrutiert werden, die es im Prinzip überhaupt nicht gibt und für die man keine Ausbildung hat – und bezahlen tut man sie sowieso nicht. Der Plan *national de dévelopement sanitaire* (PNDS – 2001–2010) sieht einen „*Service à base communautaire*" (SBC) vor, der sich in vielschichtiger und themenspezifischer Aufgliederung auf diese Dorfgesundheitshelfer (*Agents de santé communitaire*) stützen will, die es gar nicht mehr gibt. Erste burkinische Stimmen sehen diesen Ansatz als sehr kritisch und wenig Erfolg versprechend an. Von Ausbildung, Motivation oder gar Vergütung dieser Dorfgesundheitshelfer ist kaum die Rede.

Aber man nennt dieses Programm, das völlig über den Kopf der Leute hinweg entschieden wurde, wieder *Primary Health Care*. Das ist wirklich so, wie ich das jetzt nachvollzogen habe, ich habe mir die aktuellen Dokumente besorgt. Heute kann mir niemand in Burkina Faso sagen, was die ursprünglich ausgebildeten Dorfhebammen machen, denn seit 2008 sind sie offiziell verboten. Im Rahmen des neuen Programms SBS seit 2005 ist ihnen ihre Arbeit untersagt, weil die nationale Gesundheitspolitik vorgibt, dass Geburtshilfe nur noch „fachkompetent" in den peripheren staatlichen Einheiten (CSPS) durch gut ausgebildete Hebammen stattzufinden hat. Diese sind jedoch häufig nicht bereit, dort zu arbeiten, weshalb man jetzt mehr auf männliche Geburtshelfer setzt.

Andererseits wird beklagt, dass höchstens die Hälfte aller Geburten fachkompetent begleitet wird. Wer anders, als die verbliebenen *Accoucheuses villageoises* oder andere Frauen begleiten – neuerdings inoffiziell und illegal – die Hausgeburten? Um die bekannten Probleme, u. a. die Verschleppung von Risikogeburten, aus Angst vor Sanktionen abzumildern, kümmert sich Jürgen Wacker mit seinem Programm.

Jetzt kommt wieder genau das, was vor 20 Jahren der Fall war, dass die klammheimlich arbeitenden Hebammen sich nicht trauen, eine Risikogeburt ins Krankenhaus zu bringen, weil sie sonst vor Gericht gebracht werden. Also verschleppen sie die Geburt und die Mutter stirbt. Für mich war in den 80er Jahren ein ganz entscheidender Vorteil, bei allen Problemen und Nachteilen, die Dorfhebammen haben, dass die Dorfhebamme das legale Recht hatte, eine Risikogeburt, wenn sie sie erkennt und die Zeit reicht, ins Krankenhaus zu bringen und damit die Mutter zu retten. Heute muss das wieder unter dem Teppich abgehandelt werden und die Frau verblutet.

Ingar Brüggemann: Warum sind die verboten worden?

Hans-Jochen Diesfeld: Sie sind verboten worden, weil in einem modernen Staat eine moderne Geburt unter modernen Bedingungen begleitet werden muss und zwar in einem Gesundheitszentrum. Da geht aber keiner hin, weil die genauso schlecht ausgestattet sind wie die Dorfgesundheitshelferinnen. Wir haben im CRSN im Rahmen der Gesundheitssystemforschung die Zahlen über die Geburtenfrequenz bei etwa 30.000 Einwohnern, die hier regelmäßig auf die eine oder andere Fragestellung reagieren können. Wir wissen, wie schlecht die Inanspruchnahme der Dienste ist. Wir wissen, dass, wenn die Bevölkerung die Gesundheitsdienste so in Anspruch nehmen würde, wie wir uns das vorstellen, die Gesundheitsdienste sofort kollabieren würden. Nur ihre Ineffizienz garantiert ihr Überleben, weil sie nicht in Anspruch genommen werden.

Primary Health Care heute

Oliver Razum: Vielen Dank, Herr Diesfeld. Wir haben ja heute Vormittag schon mehrfach darüber diskutiert, ob *Primary Health Care* gescheitert ist. Oder ist gescheitert das falsche Wort in diesem Zusammenhang? So wie sie das beschrieben haben, scheint es ja so zu sein, dass es funktionieren kann, es aber auf politischer Ebene eine Art von Scheitern gibt.

Hans-Jochen Diesfeld: Ich war sehr entsetzt, als meine burkinischen Kollegen mir die Daten über das Internet zugänglich gemacht haben. Das neue Entwicklungsprogramm der peripheren Gesundheitssysteme in Burkina Faso, wo eben explizit erkennbar ist, dass die Dorfhebamme nicht mehr gewollt ist, dass der Dorfgesundheitshelfer, von dem keiner weiß, wo er herkommt, was er machen soll und wie er vergütet wird, jetzt verantwortlich ist für fünf vertikale Programme. Und das ist der neue Trend. Das Dokument ist aus dem Jahre 2008, also aktuellster Stand. Sicher spielt auch der Aspekt eine Rolle, für den Burkina ja bekannt ist: In Burkina tummeln sich die Organisationen so, dass man völlig den Überblick verliert. Es gab im Ministerium eine eigene Abteilung, die nur versucht hat zu erkennen, welche verschiedensten Organisationen sich da überall herum treiben. Das ist auch ein Thema, was wir immer wieder auch vertreten, wenn wir uns die ganzen Listen der international akzeptierten Programme anschauen, die dann den Ländern aufgedrängt und mit Geld versehen werden, wobei die Länder kaum die Chance haben sich aktiv einzubringen. Ich bewundere noch die Gesundheitsministerin aus Tansania, die das PEPFAR-Projekt (*The US President's Emergency Plan for AIDS Relief*) abgelehnt, hat, weil sie gesagt hat, sie lasse sich hier nicht hineinreden. Damit hat sie ein paar Millionen verschenkt, zum großen Applaus der Bevölkerung. Die Programme werden den Ländern aufgedrängt und dann sind diese überfordert mit diesen ganzen Anforderungen, die morgen schon nicht mehr aktuell sind. Dann kommt das Kinderprogramm, es fing ja mit GOBI-FFF an und so ging das die ganzen Jahrzehnte weiter. Ich glaube einfach, dass die Länder in ihrer Abhängigkeit von diesen ganzen Programmen auch gar nicht in die Lage versetzt werden, sich selbst zu emanzipieren und zu sagen, was sie wollen und eigentlich brauchen. Das gilt vor allem für die großen internationalen Vorgaben, die eben mit Geld ausgestattet sind. Und ich habe wirklich ein Problem damit, dass unter diesen Aspekten der Gedanke von *Primary Health Care* auftaucht, selbst wenn er jetzt in den Millennium Development Goals wieder aktualisiert wird, ich frage mich, ob er da wo die Leute leben zum Tragen kommt.

Diskussion

Helmut Görgen: Ich möchte noch einen Aspekt ansprechen, den du vorhin schon erwähnt hattest. Die politischen Bedingungen in all den Ländern, vor allem in Subsahara-Afrika, in denen *Primary Health Care* mit viel Engagement gestartet wurde. Diese politischen Verhältnisse haben sich so stark verschlechtert, dass ich glaube, dass die Bedingungen für gut funktionierende horizontale Dienste, das sind ja öffentliche Dienste, so gut wie nicht mehr vorhanden sind. Das Hauptproblem ist die mangelnde Personalkapazität, also *Brain Drain* in allen Ländern, zumindest von dem Distrikt in die Hauptstadt oder sogar aus dem Land ins Nachbarland. Das Personalproblem ist sehr stark und damit ist auch die Arbeitsmoral in all diesen Diensten stark belastet. Das ist ein politisches Problem und hat erst einmal mit *Primary Health Care* überhaupt nichts zu tun. Deshalb meine ich immer, in der ganzen Debatte, ob *Primary Health Care* gescheitert ist oder nicht, muss man unbedingt betonen, dass die politischen Verhältnisse sich stark verändert haben und zwar zu Ungunsten solcher Strategien und Konzepte, sodass die *Implementer* gar nicht Schuld daran sind, auch wenn uns das immer wieder vorgeworfen und gefragt wird, was wir denn da 25 Jahre lang gemacht haben.

Hans-Jochen Diesfeld: Aber das war ja auch schon in den 1980er Jahren so, als die erste Weltwirtschaftskrise war. Das war genau in dem Moment, wo *Primary Health Care* hätte greifen sollen. Und es ist ja auch festgestellt worden, dass *Primary Health Care* nicht die kostengünstigste Version von Gesundheitsversorgung ist. Sie kostet auch Geld, aber das Geld muss eben entsprechend umgeschichtet werden. Das hat man ja in Simbabwe versucht, wo man die Krankenhausbudgets zu Gunsten der Peripherie verschoben hat. Aber das muss auch politisch akzeptiert werden, wenn es überhaupt diskutiert wird.

Helmut Görgen: Und es ist deshalb so wichtig, weil die Perspektiven das natürlich berücksichtigen müssen. *Good Governance and Human Resources Strategies* sind absolut vorrangig, wenn man irgendwelche Konzepte einführen will. Ich denke auch, Budgetfinanzierung muss unter diesem Aspekt durchaus auch positiv gesehen werden. Es ist nicht nur etwas Schlechtes – wenn man weiß, was mit dem Geld gemacht wird. Budgetfinanzierung muss immer mit Kontrollmechanismen einhergehen.

Rolf Korte: Vielleicht noch eine kleine Anmerkung zu globalen Gesundheitsinitiativen, zumindest soweit ich das vom *Global Fund* her überblicke. Es gibt eine merkwürdige Diskrepanz zwischen dem, was der *Global Fund* will und auch in der Satzung datiert ist und wie er zum Teil wahrgenommen wird, gerade besonders negativ von den Gebern vor Ort. Der *Global Fund* zwingt ja niemanden, irgendetwas abzuschaffen oder sonst irgendetwas. Die Länder sollen ja gerade befähigt oder in die Lage versetzt werden mit dem Geld, was grundsätzlich zur Verfügung steht, die Lücken, die sie selber identifizieren, zu füllen. Was in der Praxis natürlich passiert, ist, dass dann die Geber gerade massiv mitreden in den Ländern, was denn nun das Land zu wollen hat und dann werde internationale *Consultings* angestellt. Aber das ist nicht die Schuld des *Globalen Funds*, das ist gegen die Absicht, nicht gegen das System an sich. Ich glaube, der *Global Fund* ist im Prinzip neutral, indem er sagt: „Wir haben uns auf die drei Krankheiten konzentriert, und Programme, die beantragt werden, müssen irgendwas vernünftiges mit diesen drei Krankheiten zu tun haben."

Hans-Jochen Diesfeld: Aber es gibt doch noch andere Krankheiten.

Rolf Korte: Ja, gut. Nun hat aber die internationale Gemeinschaft, wir alle, letztendlich gesagt: „Nun lasst uns erst mal diese drei Krankheiten angehen." Das kann man natürlich kritisieren. Aber man kann sich auch freuen, dass jetzt wenigstens Geld für diese drei wesentlichen Krankheiten da ist. Denn wir haben ja jahrelang immer darüber gejammert, dass nicht genügend Geld da war für den Gesundheitssektor. Jetzt haben wir auf einmal Geld und das können wir auch nutzen. Und es hindert uns oder ein Land ja auch niemanden daran, jetzt Geld für die Finanzierung von *Primary Health Workern*, für Ausbildung von Krankenschwestern usw. zu beantragen.

Hans-Jochen Diesfeld: Aber nur wenn er sich mit den drei Krankheiten beschäftigt.

Rolf Korte: Nein, das kann natürlich sein, dass ich auch Krankenschwestern generell brauche, wenn ich das irgendwie angemessen verpacke. Die Vorgaben des Globalen werden eben häufig, was wir auch gerade bei der Evaluierung gesehen haben, von vielen viel zu eng interpretiert und viele imaginieren Vorgaben, die objektiv nicht vorhanden sind.

Hans-Jochen Diesfeld: Dann muss sich der *Global Fund* darum kümmern, dass das abgeschafft wird.

Rolf Korte: Dafür gibt es ja die *Backup Initiative*. Sie ist eingerichtet worden, um die Länder zu unterstützen und die Anträge intelligenter zu konzipieren. Man muss allerdings schon sagen, dass die *Backup Initiative* nicht immer in die Länder gerät, die es nötig hätten. Da ist immer der Geber dabei, da man immer gerne dort was tut, wo man schon ist. Ich würde aber auch noch gerne widersprechen, dass sich die politischen Bedingungen so negativ verändert haben. Wir können doch nicht sagen, jetzt haben wir ein Konzept, und nun ändert sich die Welt außen rum und ist nicht klug genug, das Konzept in einen Glaskasten zu stellen. Die politischen Verhältnisse ändern sich so, wie wir uns alle verändern und *Primary Health Care* muss sich da anpassen. Und deshalb sagte die WHO letztes Jahr: *„Primary Health Care. Now more than ever“*, aber nicht so wie wir es 1978 konzipiert haben. Mir gefällt in der deutschen EZ nicht, dass wir uns immer nach hinten orientieren, und deshalb ist das Sektorkonzept, das Herr Görgen 1994 geschrieben hat, heute noch gültig, weil man sich nie einigen konnte, was angemessen für die Zukunft ist.

Ingar Brüggemann: Ja, ich wollte auf zwei Dinge kurz noch mal eingehen. Ich bin nicht sicher, ob das Problem der Sprache bedeutsam ist. Ich kann mich nur daran erinnern, als dieser Begriff *Primary Health Care* aufkam und natürlich im Englischen am stärksten war, führte das sofort in vielen Sprachen zu einer großen Diskussion: „Aha, mal wieder was für die Armen, mal wieder was für uns.“ „Primär“ – meine Großmutter ging in die Primarschule. Im Französischen war es «primaire, alors ce sont les petits».

Die Definition war sofort eine Klassendefinition. Wieso soll ich mich mit diesen primären Dingen beschäftigen? Ich gehe auch nicht zum Hausarzt, ich gehe gleich zum Facharzt.

Ich fürchte, wir haben uns mit dem Wort im Grunde nichts Gutes getan. Man hat ja in Deutschland lange herum laboriert mit Grundversorgung, aber Grundversorgung stimmte dann auch wieder nicht. Ich glaube so stark an die Macht der Sprache in solchen Sachen, weil wir diese emotional aufnehmen, wir denken gar nicht darüber nach. Wir sagen ja auch *Primary Health Care*, wir haben auch heute noch kein Wort für *Gender* und deswegen ist auch der Begriff nach wie vor so.

Hans-Jochen Diesfeld: Und dann haben wir noch das Problem, dass ständig *Primary Health Care* mit *Primary Medical Care* verwechselt wird. *Primary Health Care* ist etwas ganz anderes, als das, was effektiv passiert, nämlich medizinische Basisversorgung.

Ingar Brüggemann: Ja, auch zu erkennen, dass Wasser wichtiger ist, als die komplizierte Form, dem Baby hier oben das Wasser einzuspritzen.

Der zweite Punkt ist, ich bin mir wieder nicht sicher, ob ich mich richtig erinnere, dass es bei der ersten Diskussion über HIV/Aids in der WHO nicht einen Dollar im Budget gab, aber da man irgendwie sehen musste, wie man an Geld kam, wurde es finanziert. Meine Erinnerung ist: Als der *Global Fund* angedacht wurde, war er nach meinem Verständnis ursprünglich vorgesehen, um HIV/Aids zu bekämpfen und da kamen die vielen Gegenstimmen: „Aber bei uns sterben die Kinder noch in der großen Mehrzahl an Malaria und dann macht ihr jetzt wieder so etwas und nur für die, das sind doch die anderen und die Bösen. Das ist immer *them* und *not us*.“ Diese Trennung, die man ja anfangs fürchterlich machte. Und mir kam es vor, als sei es auch wie im internationalen ein genialer Kompromiss.

Malaria ist ja wirklich wahr, da laborieren wir ja nun seit 1955 dran herum und da muss nun wirklich etwas passieren. Wir glaubten auch, man könne da jetzt ernsthaft etwas machen. Und Tuberkulose war leicht einzubringen, das flammte ja wieder auf, gerade wegen HIV/Aids. Das war ja eine der Konsequenzen und die Leute litten jetzt plötzlich wieder an Tuberkulose. Deswegen ist mein Gefühl, dass diese drei Krankheiten, und deswegen wäre es so wichtig, das aufzustoßen, ein politischer Kompromiss waren. Und bei Malaria würde ich das hundertprozentig unterstreichen. Ich glaube, die Tuberkulose-angelegenheit ist ein bisschen weniger dramatisch.

Aber ich frage mich auch, wie wir aus diesem, im Grunde eigentlich selbst geschaffenen politischen Kerker wieder heraus kommen. Da sind wir wieder zurück bei unserem vertikalen und horizontalen Problem. Wenn ich kein System habe, kann ich auf der Dauer weder mit der Malaria noch mit der Tuberkulose fertig werden. Deswegen frage ich mich, ob man nicht so etwas auch hinterfragen muss und auch den Fund erneut neu diskutieren muss. Man kann sich doch auch in solch einem Grundsatz, den man da geschaffen hat, irren.

Alfred Merkle: Ich habe zwei kleine Punkte. Der Erste schließt sich unmittelbar an das an, was Ingar Brüggemann sagt. In den meisten asiatischen Ländern haben wir ja in dem, was wir unter *Primary Health Care* oder *Basic Health Care* verstehen, enorme Fortschritte gemacht. Wir haben uns heute den ganzen Tag sehr stark auf Afrika konzentriert. Das hat auch mit der Biographie der meisten von uns zu tun. Aber ich denke, wir sollten auch das Kind nicht völlig schlecht reden. Es wird in manchen Ländern anders genannt, aber wir haben große Erfolge in *Basic Health Care* in vielen asiatischen Ländern und häufig auch mit hohen Beteiligungsmodellen erzielt. Definitiv. Das sollte man nicht vergessen.

Es gibt zumindest zwei oder drei asiatische Länder, die z.B. das Millennium Goal von der Müttersterblichkeitssenkung erreichen werden, die Mongolei ist eins davon.

Der Zweite geht zu dem Thema *Global Fund*. Rolf, ich verstehe, dass du aus deiner Vogelperspektive die Dinge gern etwas optimaler sehen und verstehen würdest. Das Problem ist, dass draußen in den Ländern das Thema Systementwicklung, das ja im *Global Fund* nun mit abgedeckt werden kann, viel zu unterbelichtet ist. Das hängt auch mit den Gutachtern zusammen, die die Anträge schreiben und das hängt auch zusammen mit dem *Global-Fund*-Personal, das in den Ländern sitzt.

Rolf Korte: Der *Global Fund* hat keine Mitarbeiter in den Ländern.

Alfred Merkle: Ja gut, aber er finanziert Büros.

Rolf Korte: Nein!

Alfred Merkle: Na gut, wir erleben das hautnah. Beispielsweise sind in der Mongolei das Hauptproblem die Geschlechtskrankheiten. Wir haben 56 registrierte HIV-Fälle und wir haben ein 5-Jahres Budget von 28 Millionen Dollar für HIV. Das Personal des *Global-Fund*-Projekts lehnt strikt ab, irgendetwas mit Geschlechtskrankheiten zu tun haben zu wollen, weil es sagt, das ist nicht HIV. Aber es ist ohne Frage der „*most conditioning factor*" in diesem Land, da kann man überhaupt nicht dran vorbei gehen. Und ich persönlich wurde aufgefordert ein Memo zurückzuziehen, was genau diesen Kontext STI – HIV darstellt. Die Leiterin des *Global-Fund*-Projekts hat mich gebeten, das zurückzuziehen. Rolf, das ist deine Perspektive.

Rolf Korte: Es gibt von der Institution her keine Leiterin des *Global-Fund*-Programms. Es gibt ein nationales Programm, was natürlich mit *Global Fund* finanzierten Kräften umgesetzt wird und das ist meines Erachtens ein Kern. Das höre ich immer wieder und wir haben uns das ja bei der Evaluierung angeschaut. Ich kenne diese Argumente vorwärts und rückwärts. Nur ist es dieses grundsätzliche Missverständnis: Der *Global Fund* hat ganz bewusst drauf verzichtet, eigene Büros in den Ländern zu haben. Dafür gibt es gar keine Finanzierung, weil man möchte, dass das Land selber die Prioritäten setzt. Da gibt es natürlich vielfältige Missverständnisse und Missbrauch. Aber das darf meines Erachtens nicht dazu führen, dass man grundsätzlich eine ganz, ganz wichtige Finanzierungsquelle für diese drei Krankheiten plus die Stärkung des Gesundheitssystems in Frage stellt. Denn dann füllert man das Baby mit dem Badewasser aus und ich glaube, da hat niemand etwas von und deshalb meine ich, muss man die Argumente und die Sachargumente auseinanderziehen. Mir ist das alles hinreichend bekannt, wir haben das in einem zweiten Gutachten dargestellt. Es gibt eine unglaubliche Zahl von Missverständnissen über die Mechanismen des *Global Funds*. Wir haben dem *Global Fund* empfohlen, eine ganz massive Aufklärungskampagne zu machen, damit das klarer wird.

Walter Bruchhausen: Vom *Global Fund* noch einmal zurück zu *Primary Health Care*, mit einer letzten Frage an Herrn Diesfeld als dem Vertreter von *Primary Health Care* in Deutschland, der sicher am meisten als solcher wahrgenommen wurde: Zunächst war PHC ja ein Konzept, das für die ganze Welt gelten sollte, d.h. es hätte auch in Industrienationen umgesetzt werden sollen. Es ist nie wirklich dazu gekommen. Wir haben schon sehr viele Gründe dafür angesprochen, warum es letztendlich nicht zur Verwirklichung kam: Die finanziellen Krisen, der mangelnde politische Wille zur Bürgerbeteiligung. Was wären jetzt aus ihrer Sicht, wenn Sie eine Wertung, eine Gewichtung der verschiedenen Faktoren nennen würden, die Hauptgründe, warum es heutzutage kaum leuchtende Beispiele für eine gelungene Umsetzung gibt?

Hans-Jochen Diesfeld: Die Gesellschaft und die Meinungsbildner in der Gesellschaft, zu denen auch die Ärzte gehören, finden es nicht gut, dass der Patient die Sachen selber in die Hand nimmt. Inzwischen kommt die Enge des Budgets hinzu und damit kommen Bürgerinitiativen oder Selbsthilfegruppen für bestimmte Krankheiten mehr und mehr in Schwung. Aber im Grunde genommen werden sie nur deswegen toleriert, weil das System selber solche Leistungen nicht mehr finanzieren kann. Ich glaube, dass da immer noch diese alte Arzt-Patienten-Beziehung als Oberbegriff das Weltbild beherrscht. Dieser Schritt, dass eine Selbstverantwortung in Bezug auf die eigene Gesundheit besteht, ist politisch weder von der Bevölkerung noch von den Meinungsträgern akzeptiert. Das kommt auch in den Diskussionen der Selbstbeteiligung und der Bestrafung derer, die sich schlecht ernähren, bei uns immer wieder heraus.

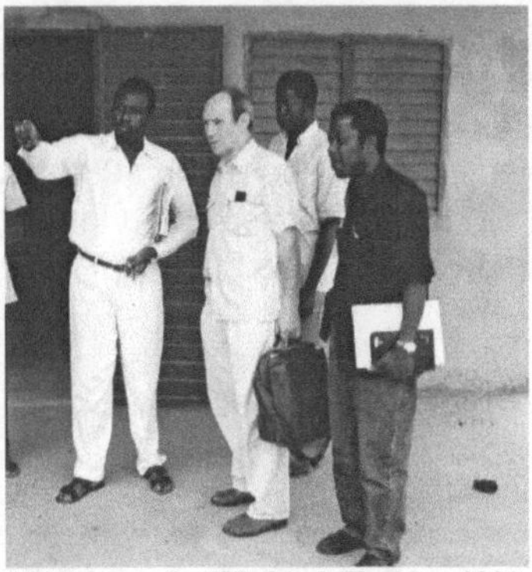

Abbildung 9: Winfried Zacher 1992, Projektbesuch in Benin

Dr. Winfried Zacher

wurde 1944 in Marktredwitz geboren. Sein Medizinstudium absolvierte er in Berlin, Marburg, Wien und Frankfurt. Nach der Promotion arbeitete er von 1971 bis 1974 als Assistenzarzt in der Inneren Medizin, Chirurgie, Gynäkologie-Geburtshilfe und Pädiatrie in Frankfurt und Kassel. Er ist seit 1974 verheiratet und hat drei Kinder.

Seine internationale Karriere begann 1975 als Entwicklungshelfer mit Diensten in Übersee (DÜ) als Arzt am staatlichen Regionalkrankenhaus in Mtwara in Tanzania. 1977 wurde er Referent beim Deutschen Entwicklungsdienst (DED), verantwortlich für die Gesundheitsprojekte. Dort war er bis 1980 tätig, ab 1978 als Leiter des Ärztlichen Dienstes und des Fachreferates Gesundheit.

In seinen Fort- und Weiterbildung erwarb er 1978 die Zusatzbezeichnung „Arzt für Tropenkrankheiten", absolvierte 1980/81 ein Postgraduiertenstudium an der Harvard Universität zum *Master of Public Health* und 1981 den Epidemiologiekurs am *Center for Disease Control*, Atlanta/USA. Für die Deutsche Gesellschaft für Technische Zusammenarbeit (GTZ) war er von 1981 bis 1983 als Projektkoordinator und Berater des Gesundheitsministeriums in Juba im Südsudan.

Nach einer zweijährigen Tätigkeit als Allgemeinarzt in einer Kassenpraxis in Kassel wurde er schließlich 1986 erneut Leiter des Fachreferats Gesundheit und Ärztlicher Dienst beim Deutschen Entwicklungsdienst in Berlin. Er blieb in dieser Funktion bis 1993 und nach einer vierjährigen Unterbrechung, die er als Hausmann, Landesdirektor des DED in Tansania und freier Gutachter verbrachte, erneut von 1998 bis 2009.

Er hatte einen entscheidenden Einfluss auf die konzeptionelle und programmatische Entwicklung der Gesundheitspolitik des DED. Außerdem war er für die Planung, Durchführung und das Monitoring aller Gesundheitsprojekte des DED und für die Gesundheit aller Entwicklungshelfer/innen und hauptamtlichen Auslandsmitarbeiter/innen und ihrer Familien zuständig.

Zeitweilig engagierte er sich zusätzlich im Betriebs- und Verwaltungsrat des DED (bis 2009) und war daneben in verschiedenen Institutionen der deutschen EZ tätig, u.a. als Leiter des Arbeitskreises Medizinische Entwicklungshilfe (AKME, dem Zusammenschluss aller deutschen Entwicklungshilfeorganisationen im Gesundheitsbereich) von 1989 bis 1993; im wissenschaftlichen Beirat zur Einführung des Kurses *Master of Public Health* (MPH) an der Universität Heidelberg von 1989 bis 1993; im Beirat der Zentralstelle für Gesundheit der Deutschen Stiftung für Internationale Entwicklung von 1991 bis 1993 und von 1998 bis 2001.

Ausgewählte Publikationen

- Tansania. Ein Konzept und die Schwierigkeiten seiner Umsetzung, in: Renate Lenz/Friedrich Haag (Hg.), Befreiung zur Gesundheit. Der Kampf gegen Krankheit und Unterdrückung in der Dritten Welt. Grenzen und Perspektiven der Gesundheitsarbeit (Berlin: Verlagsgesellschaft Gesundheit 1980) 54-64.
- Barfußärzte – mehr Schaden als Nutzen, in: DED (Hg.), Bereich/Fachheft Gesundheitswesen (Berlin 1982 und 1989) 16-19.
- Fachbereichsleitlinie zur Entwicklungszusammenarbeit im Gesundheitsbereich, in: DED (Hg.), Fachheft Gesundheitswesen (Berlin 1989) 49-57.
- et al, AIDS, in: DED-Brief (2001) 5-45.
- AIDS als Querschnittsaufgabe beim DED, in: DED (Hg.), AIDS-Arbeit in der Praxis (Bonn 2004) 18-20.

Personelle Entwicklungszusammenarbeit: Der DED im Gesundheitsbereich

Walter Bruchhausen: Als nächste beiden Zeitzeugen darf ich zwei Kollegen vorstellen, die erstaunliche Parallelen in den ersten Jahrzehnten ihres Lebens aufweisen, in etwa einer Generation angehören und vom Geburtsjahrgang nur drei Jahre auseinander liegen. Beide waren in ihren ersten ärztlichen Auslandseinsätzen in Tansania, beide auch einmal mit Dienste in Übersee (DÜ), schlugen dann aber sehr unterschiedliche berufliche Karrieren ein. Der eine, Winfried Zacher, hat den größten Teil seines Berufslebens dem DED im In- wie Ausland gewidmet, der andere, Rüdiger Finger, den größten Teil der ärztlichen Berufstätigkeit als Chirurg im deutschen Gesundheitswesen verbracht, wobei dies das Standbein war und er das Spielbein jetzt im Alter wieder zunehmend ausbaut, nämlich verschiedene Auslandseinsätze auf fast allen Kontinenten und dem Gebiet der chirurgischen Grundversorgung.
Fangen wir mit Herrn Kollegen Zacher an. Mtwara in Tansania war Ihre erste Station. Sie sind sehr stark geprägt von der damaligen Zeit, der ersten Begeisterung sowohl noch der Ausläufer des *Ujamaa*-Sozialismus von Nyerere als auch der *Primary-Health-Care*-Bewegung. Sie sind auch jemand, der aus seiner Enttäuschung über manches davon keinen Hehl macht. Wie würden Sie uns das jetzt hier noch einmal rückblickend erzählen wollen?

Winfried Zacher: Schönen Dank erst noch einmal für die Gelegenheit. Ich greife gleich zurück auf das erste oder zweite Schreiben, mit dem Sie diese Tagung angekündigt haben und in dem Sie gesagt haben: Von Zeugenaussagen wissen wir, dass sie häufig überhaupt nicht mit der Realität übereinstimmen. Das weiß man insbesondere aus dem juristischen Bereich sehr gut und dokumentiert und auch die moderne Gehirnforschung tendiert ja zunehmend dazu, zu unterstellen, dass erst die Entscheidung fällt und anschließend die Begründung subjektiv nachgeliefert wird.

Motivationen

In dem Zusammenhang muss ich kurz berichten, dass ich, nachdem ich 1974 bis 1977 in Tansania war und da schon das erste Mal gesehen hatte, dass *Village Health Workers* nicht funktionieren, beim DED angefangen habe und 1978 nach Ecuador zu einer meiner ersten Dienstreisen gefahren bin. Dort hat der DED auf dem Rio Napo *Promotores de Salud* ausgebildet. 80 km mit dem

Einbaum mit Außenbordmotor in eine Richtung, dann waren da die ersten *Promotores*, und wir haben übernachtet, diskutiert und uns das angeschaut. Es waren auch ecuadorianische *Counterpart*-Kollegen dabei und wenn man dann abends zusammen saß, haben die gefragt: „Jetzt sag mal ehrlich: Warum macht ihr das eigentlich? Also du erzählst, du warst drei Jahre in Afrika und der Typ nebenan, – das war Dirk Warning[33], der später bei der WHO gelandet ist – der ist jetzt seit eineinhalb Jahren hier, zwar die Frau dabei, aber die Großfamilie zu Hause. Ihr seid das alles nicht gewohnt, könnt kaum Spanisch, könnt nicht mit eurer Zielgruppe Quechua sprechen. Ihr habt kein Kino, keine Stadt. Warum macht ihr das eigentlich?"

Na, habe ich gesagt, das ist so unsere christliche Erziehung. Da spielt die Nächstenliebe eine große Rolle und das haben sie uns eingebläut. Wir vermuten, das ist das Hauptmotiv; und dann haben wir früh vom Albert Schweitzer gehört. Dann sagte er: „Ich kann euch das nicht abkaufen." „Naja", sagte ich so spaßeshalber, „vielleicht ist es auch was ganz anderes, vielleicht ist es das Sanella-Album". „Was?" fragte Warning, „Bei dir auch"? Vielleicht ist das die Ursache für alles. Ich habe diese Anekdote kürzlich einem Freund erzählt, und er hat im Internet das Buch gefunden. Siehe da, da sind die Motive, warum vielleicht zwei Drittel von uns in der Entwicklungshilfe gelandet sind. Ich wollte eigentlich anbieten, im Anschluss an diese Sitzung eine Sanella-Nostalgiegruppe zu gründen.

So, aber jetzt kommen wieder die rationalen Begründungen. Welche dann die Wahren sind, das müssen Sie entscheiden. Ich möchte noch einmal betonen, dass ich – bis zu einem gewissen Grade stellvertretend für meine Generation – folgenden Zusammenhang für wichtig halte: Wir sind nach dem Zweiten Weltkrieg aufgewachsen, und dieser Zweite Weltkrieg war der schlimmste Krieg, den es in der Geschichte der Menschheit gegeben hat. Gleichzeitig ist das schlimmste Verbrechen in der Geschichte der Menschheit passiert, das war der Holocaust. Von daher war es naheliegend zu glauben, denke ich, jetzt wird alles anders. Es kann nie so weiter gehen, es wird alles ganz anders werden – denn daraus haben jetzt wirklich alle Leute etwas gelernt. Wir haben uns subjektiv in einem Zeitenumbruch befunden. Von daher, denke ich, war es verständlich, dass wir große Hoffnungen hatten.

---

[33] Warning, Dirk (Hg.), Workshop "Basisorientierte Gesundheitsversorgung in Industrieländern". Welche Bedeutung hat die Alma-Ata-Deklaration der Weltgesundheitsorganisation für die Gesundheitsversorgung in Westeuropa? Dokumentation des Workshops vom 12. und 13. Oktober 1983 (Berlin: Freie Universität 1984); WARNING, Dirk/DSE (Hg.), Experiences in primary health care cooperation. Conference proceedings. International symposium held in Berlin (West), 25-30 March 1984 (Berlin: DSE 1985).

Da kann bzw. muss man im Nachhinein wahrscheinlich sagen: Das war erstens ahistorisch und zweitens war es naiv. Möglicherweise ist die Weltgeschichte damit gepflastert. Jetzt kann man in einen Historikerstreit gehen, ob der Holocaust das größte Verbrechen war und vergleichbar oder nicht vergleichbar. Aber zunächst mal hat sich leider herausgestellt, so einmalig war es jedenfalls nicht, dass jetzt alle Leute das begriffen hätten. Aber es war tatsächlich so, als ich 18, 20, 25 war: Wir haben ganz ernsthaft geglaubt, in 20, 30, spätestens 40 Jahren sind die Länder der Dritten Welt ökonomisch und damit auch von ihrer Machtbasis her genau da, wo wir jetzt sind. Das war wirklich der Ausgangsglaube. Das muss man gerade historisch zur Kenntnis nehmen, weil ich denke, dass es sehr viel von unseren Hoffnungen erklärt.

Ich möchte hinzufügen, dass der Kalte Krieg, der gestern und heute bereits mehrfach angesprochen wurde, wiederum naiverweise nicht so unser Thema war. Das waren die Amerikaner und die Russen und das geht uns als emanzipierte Bürger nichts an. Wir finden es bedauerlich und schrecklich und es bedroht uns alle, aber vielleicht auch gerade deswegen, muss nach Alternativen gesucht werden. Natürlich gab es sofort die Assoziation zur Kolonialzeit, die auch in diese Vorgeschichte gut passte, und gleichzeitig gab es Befreiungsbewegungen. Da war es naheliegend zu sagen: Da wollen wir mitmachen, das wollen wir unterstützen und einen Beitrag dazu leisten, dass alles ganz anders wird.

Da komme ich nochmal auf den Vortrag von Hubertus Büschel gestern zurück. Wir wollten einen Beitrag zu ganz genuin lokalen Bewegungen leisten. Wir hatten nicht das Gefühl, wir müssten den Ländern der Dritten Welt sagen, wo es lang zu gehen hat, sondern ich war bei Dienste in Übersee (DÜ) in Tansania aus folgendem Grunde: Wenn man damals zum DED ging, dann wurde man verschickt. Da wurde man nicht gefragt: „Wo willst du hin?“ Der eine wurde nach Ecuador geschickt, der andere nach Benin und der dritte nach Burkina. Bei DÜ konnte man wählen. DÜ war damals so progressiv, dass es die tansanische Regierung mit Personal unterstützt hat, und so progressiv, dass es gesagt hat: „Liebe tansanische Regierung, ihr habt folgende Leute gewollt, hier habt ihr sie, macht mit ihnen, was ihr für richtig haltet.“ So sind wir nach Tansania gekommen, weil wir die *Ujamaa*-Bewegung von Nyerere unterstützen wollten. Das war Zukunft, das war ein dritter Weg, das war nicht Stalin. Denn dass Stalin schrecklich war, das hatten wir schon gewusst und waren trotzdem links. Es gab neue Hoffnungen und diese Hoffnungen zu unterstützen, war unser Anliegen. Wir würden schon gerne in Anspruch nehmen, dass das eben nicht neokolonial und neoimperialistisch, sondern dass das schon ein legitimes Anliegen war, bestehende Einrichtungen und genuine Bewegungen in der Dritten Welt zu unterstützen.

Die Rolle des DED

Ich bin nicht zuletzt hier, weil ich kurz auf die Rolle des DED in dem Zusammenhang eingehen will, der hier Thema ist, nämlich die Entwicklungshilfe im Gesundheitsbereich in den letzten Jahren. Der DED wurde 1963 auf Initiative von Kennedy und in Anlehnung an die Idee des *Peace Corps* gegründet, das es damals schon gab. Allerdings war der Unterschied beim DED von vornherein: Nur mit einer abgeschlossenen Berufsausbildung, später zusätzlich mit solider Berufserfahrung aus Deutschland, kann man raus gehen und anfangen mitzuarbeiten. Der DED war lange Zeit ein sehr ungeliebtes Kind beim BMZ, war als gemeinnützige GmbH gegründet, war durchaus – aus welchen Gründen auch immer – mit staatsferner Idee gegründet und es gab deswegen auch einen Mitgesellschafter aus der Zivilgesellschaft. Es war die Zeit der Studentenbewegung und es war die Zeit des Vietnamkrieges und da hat der DED nicht nur als links gegolten, sondern er war relativ weit links und war relativ weit weg vom Ministerium. Das hat manchmal zu sehr skurrilen Situationen geführt. Der Herr Gördel hat es gestern erzählt, der Rolf Korte weiß es auch, dass es sehr lange Zeit schwierig war. Im Zweifel wurde einer vom BMZ – auch wenn er auf Dienstreise irgendwo hinkam – ignoriert. Das ging den DED nichts an, obwohl der kam um zu sehen, was die da treiben und er hatte das ja auch finanziert.

Klaus Gördel: Es war noch viel schlimmer! Ich durfte nicht einmal mit denen essen! Und nicht nur ich als reaktionärer Ministerialbeamter, sondern mit mir ein Repräsentant der GTZ, der von der Basis kam – und dieser Mann kam wirklich von der Basis, war nicht reaktionär. Ihr habt gesagt – Herr Zacher saß mit dabei und hat gesagt: „Diese Reaktionäre aus Bonn, die wollen wir nicht am Tisch haben."

Winfried Zacher: Das ist deswegen nicht unwichtig, weil erstens der DED mittlerweile völlig stromlinienförmige Durchführungsorganisation des BMZ geworden ist. Ob das gut ist, oder nicht, das lassen wir hier mal weg. Aber es ist ein Faktum. Zweitens hat dieses gespannte Verhältnis des DED zu den staatlichen Einrichtungen – und dafür wurde eben auch die GTZ gehalten – leider unser Verhältnis sehr lange ziemlich belastet. Das kann man im Nachhinein bedauern, aber es war so.

Ein Wort zu den finanziellen Größenordnungen, weil von denen bisher noch nicht die Rede war, damit man den DED in Beziehung setzen kann. Der DED hatte in den letzten 10 Jahren ein Budget von ca. 80 Millionen Euro, 100% aus dem BMZ-Haushalt, die GTZ hat ca. 1 Mrd. und die KfW größenordnungsmäßig ca. 1,5 Mrd. Das bedeutet, der DED war immer ein ganz kleiner Player. 2% des BMZ-Haushaltes, 4% des KfW Haushaltes, 7% vom GTZ-Haushalt. Das ist deswegen interessant, weil ich doch glaube, dass der politische Einfluss des DED in Deutschland sehr viel größer war als aus diesen Zahlen hervorgeht. Das hängt damit zusammen, dass der DED im Großen und Ganzen seit eh und je etwa 1.000 Entwicklungshelfer draußen hat. Das sind zusammen mit Angehörigen fast 2.000 Leute. Diese 2.000 Leute bzw. die Entwicklungshelfer, die waren doch relativ basisnah – auch schon in Deutschland. Bei der AGEH oder DÜ kamen sie oft aus den Kirchengemeinden; z.T. traf das auch auf den DED zu, da kamen sie aber auch aus anderen Gründen. Sie kamen aus Landgemeinden und Kleinstädten und das waren Leute, die Verbindung hielten zu ihren Gemeinden und die ihren Bericht im Käseblättchen und im Regionalblättchen veröffentlicht haben. Und da haben Leute den gekannt und wenn der wieder einen Aufruf geschrieben hat, dass für seine Schule was gespendet werden soll, dann haben die Leute auch gespendet. Ich denke, auf diese Art und Weise ist der Begriff des Entwicklungshelfers sehr positiv besetzt worden. Das trifft für die Kirchen ganz genauso zu. Die Entwicklungshelfer waren Leute, das war handfest, das war zum Anfassen, da wusste man was die treiben. Das hat diesen Begriff mittlerweile so positiv geprägt, dass er manchmal usurpiert wird von Organisationen, die gar keine Entwicklungshelfer entsenden.

Auch heute noch ist es so: Wenn die großen Delegationen jetzt nach Mosambik kommen, Bundestagsabgeordnete, AWZ (Bundestagsausschuss für wirtschaftliche Zusammenarbeit), Leute aus den Ministerien, und wollen Entwicklungshilfe sehen, dann ist dort der DED immer wieder ganz gut, das noch mal etwas konkreter erleben zu lassen. Denn wenn man den Managementberater im Landwirtschaftministerium zeigt, der hat ein *Office*, das könnte auch in Frankfurt sein. Der macht sicherlich eine wichtige Aufgabe, aber das ist abstrakt, das ist nicht gut vermittelbar. Und dann schwingt da doch bei vielen Leuten immer noch so ein Bisschen auch Anerkennung mit: Diese Entwicklungshelfer sind doch noch ernsthaft solidarisch und in der Nähe der Bevölkerung. Und das hat das Bild des DED und des Entwicklungshelfers geprägt und ich denke, das ist nach wie vor sehr wichtig für die Akzeptanz von Entwicklungshilfe als Politik in der Bundesrepublik. Von daher ist es schon aus taktischen Gründen wichtig fürs BMZ, den DED beizubehalten bzw. diese Art von Arbeit, weil dieses Feedback extrem wichtig ist.

Wenn wir nun den Gesundheitsbereich quantitativ betrachten, dann kann man sagen, im Großen und Ganzen hat er in den letzten Jahrzehnten immer zwischen 5 und 10% der Gesamtsummen ausgemacht – bei der GTZ, bei der KfW und beim DED. Und das bedeutet wiederum: Wenn wir sagen von den 1.000 Entwicklungshelfern, die draußen waren, waren 120 bis 140 im Gesundheitsbereich, dann sind das doch – bei zwei Jahren Vertragszeit – pro Jahr 50 bis 70 Ausreisen. Und das sind über 40 Jahre dann doch an die zweieinhalbtausend Leute, die allein über den DED im Gesundheitsbereich in der Dritten Welt gearbeitet haben. Wichtig und interessant dabei ist: Ich habe 1977 beim DED angefangen, da war er 14 Jahre alt und da war ich der Erste im Gesundheitsbereich, der Auslandserfahrung eingebracht hat. Auch einer der Gründe für mich 1974 zur DÜ zu gehen war: DÜ hat damals seine Leute zur Vorbereitung nach London geschickt auf den Tropenkurs, die DEDler wurden nirgendwo hingeschickt. Dann wurde 1974 der tropenmedizinische Kurs eingerichtet und ich war im ersten Kurs dabei, seitdem kenne ich Herrn Diesfeld gut. Er hat damals ein bisschen unter mir gelitten, aber es hat sich gegeben. Seither hat der DED über die Jahre etwa 50% aller Entwicklungshelfer gestellt, die an dem Kurs teilgenommen haben. Der Kurs hat für die EZ eine ganz große Bedeutung gehabt, weil er sowohl von den zu Entsendenden gelebt hat, als auch von den Rückkehrern und dadurch ist er immer frisch und zeitnah geblieben und das hat sich dann eben nicht nur auf die Arbeit draußen, sondern auch auf das Verständnis hier bei uns ausgewirkt.

Der DED als Institution hat immer abgelehnt, die Nachwuchsorganisation für die GTZ zu sein. Ich habe ja schon von den Spannungen gesprochen. Wir im Gesundheitsbereich haben eigentlich frühzeitig versucht, dem entgegenzuwirken, trotz der Spannungen, die es gegeben hat und wir haben frühzeitig Kooperationsprojekte propagiert, wie sie hier auch dargestellt wurden. Denn es war sehr schnell klar: Wir haben Stärken, aber wir haben auch große Schwächen und die GTZ hat Stärken und hat auch Schwächen. Und die Stärken der GTZ, das war eben die Erfahrung, denn die hatten Leute, die schon über Jahre im Ausland waren, die hatten die konzeptionelle, die Koordinations- und finanzielle Kompetenz. Bei uns gab es eine Menge an Engagement, an Solidaritätsbewegung und an Partnerschaftsbezug. Aber gleichzeitig waren Entwicklungshelfer in der Regel Leute, die in Deutschland zwei bis vier Jahre Berufserfahrung hatten und wenn man daraus geht, läuft man Gefahr, das zu machen, was man besonders gut kann und nicht das, was besonders wichtig wäre. Und die Gefahr ist groß, dass jeder vereinzelt sein Ding macht. Und das zu bündeln und in einem Programm zusammenfassen, das haben wir frühzeitig propagiert: Am besten mit einem GTZ-Koordinator, am besten mit Mitteln, so dass man eben auch was machen kann, denn der DED war auch immer sehr arm.

Das Rollenverständnis der deutschen EZ hat sich in den letzten 30 Jahren gewaltig verändert. Am Anfang stand da eben die Entwicklungshilfe, dann wurde es die Entwicklungszusammenarbeit, mittlerweile ist es internationale Strukturpolitik, die betrieben wird. Das Selbstverständnis von der GTZ ist dem nachgewachsen. Wir haben heute noch einen Dinosaurierfilm gesehen. So etwas gibt es heute nicht mehr, dass ein GTZler so etwas macht, dass er selber sozusagen auf der Distriktebene mitarbeitet. Das ist alles Richtung Regierungsberatung, was ja auch personell nachvollziehbar ist, nach oben abgewandert. Leider läuft auch der DED Gefahr in diese Richtung hinterher zu hecheln, immer nach dem Motto: Eigentlich wollen wir doch ein bisschen genau so sein wie die GTZ. Mittlerweile – und ich persönlich finde das sehr bedauerlich – tendiert der DED auch nur noch dazu, Berater zu entsenden. Gleichzeitig – und das weiß ich noch gut aus dem Tropenkurs und vom Jochen Diesfeld persönlich – der Hinweis: Leute, und wenn ihr schon drei bis fünf Jahre gearbeitet habt, das erste Jahr lasst ihr das Ohr im Sande schleifen! Hören, Lernen – das war die *Message*. Und diese *Message* geht bei uns zunehmend verloren und wir laufen im Moment Gefahr uns zu amerikanisieren, wo dann diese Absolventen von Johns Hopkins, drei Studiengänge hinter sich, aber noch nie Verantwortung getragen haben, angejettet kommen und für die Weltbank das *National-Health*-Programm vorlegen, das sie im Koffer dabei haben.

Da gibt es mittlerweile, Gott sei Dank, auch wieder eine Gegenbewegung beim DED. Aber wir haben einfach das Problem, und das ist bisher nur am Rande angesprochen worden, dass die Fusionsdiskussion, die es im Moment über die Zusammenlegung von GTZ, KfW, DED und InWent gibt, uns Angst macht, dabei unter die Räder zu kommen. Daher müssen wir unsere Alleinstellungsmerkmale propagieren: Die sind eben im Moment, dass wir sagen, wir arbeiten auf der Meso- und Mikroebene; aber schielen tun wir dann doch auf die Makroebene, damit wir doch wichtiger werden.

Entsendepraxis und Projekte des DED

Wie sieht denn die Arbeit des DED konkret aus? Damit man sich das mal vorstellen kann. Das klassische DED-Engagement sah über lange Jahre so aus: Da gibt es eine Hebamme, eine Krankenschwester und einen Arzt, die wir in ein ländliches Krankenhaus packen, nachdem natürlich lange Gespräche geführt wurden mit dem *Ministry of Health* und mit dem Distrikt, und zwar in fünf oder acht oder zehn Distrikten. Die versuchen jetzt zusammen mit dem Koordinator von der GTZ, der regelmäßige Sitzungen einberuft und wo die Programme – natürlich mit den Partnern zusammen – gemeinsam geplant werden, ländliche Gesundheitsversorgung für unsere Zielgruppe, d.h. für besonders benachteiligte Leute zu verbessern. Besonders benachteiligt heißt: Ländlich, Kinder, Frauen und Arme. Das war das Ziel von Anfang an. Dieses Ziel ist auch im Wesentlichen so geblieben, allerdings haben sich die Umstände verändert.

Wenn man zurückblickt, könnte man beim DED ein paar Phasen unterscheiden. Die erste Phase bis '77, bis ich angefangen habe, war *gap filling*: Wir haben eine Krankenschwester hingeschickt, wo es nicht genug Krankenschwestern gab und die machte ihr Ding. Das war verständlich und auch nicht schlecht, aber man konnte es verbessern. In der Folgezeit haben wir versucht, die Dinge zu Programmen zusammenzufassen, etwas konsistenter. Wir haben sehr viel längere Zeithorizonte in Anspruch genommen. Das muss man sich mal vorstellen: 1977, '78, '79 bei jedem Entwicklungshelferplatz, in Benin, in Nepal, in Togo: Wenn ein Entwicklungshelfer zwei Jahre da gewesen war, haben wir ein halbes Jahr vor dessen Vertragsende zusammen gesessen und überlegt: Muss er abgelöst werden oder ist der Job erledigt? Die Vorstellung war tatsächlich: Es gibt unseren Entwicklungshelfer und einen *Counterpart*. Der *Counterpart* arbeitet jetzt zwei Jahre Hand in Hand mit unserem Entwicklungshelfer, dann kann er das. Dann haben wir uns überflüssig gemacht, das wollen wir und dann gehen wir nach Hause. Die Geschichte ist erledigt. Da war natürlich schnell klar, naiver geht's überhaupt nicht. Unter fünf Jahren braucht man überhaupt nicht anzufangen. Eigentlich sind die Zeithorizonte 10, 15, 20 Jahre. Das haben wir dann umgestellt und haben Programme in dem Sinne angefangen, wie vorher kurz skizziert wurde.

Vielleicht noch eines zu vertikal und horizontal, da kann ich natürlich nicht vermeiden, noch etwas dazu zu sagen. Es war '78/'79, da hat der DED in Togo mit dem deutschen Aussätzigen Hilfswerk ein großes Lepra-Kontrollprogramm gemacht. Und es galt als prima. Ich habe das besucht und habe eine DED-Schwester begleitet. Da haben wir uns in Auto gesetzt, dann sind wir 2,5 Stunden in eine Richtung gefahren und dann sind wir ausgestiegen und da war das Dorf versammelt. Da waren vier Lepröse und da hat jetzt jeder zwei Decken gekriegt und einen halben Sack Mais und die Medikamente für den nächsten Monat und dann wollten wir wieder weg fahren. Da sagte ich: „Halt, die Mutter da hinten mit dem Kind, das hat eine Pneumonie. Das sehe ich von hier. Was machen wir denn jetzt?" Da sagte unsere Krankenschwester: „Wir sind für die Lepra da." Ich sagte: „Das kann doch nicht dein Ernst sein. Wir fahren 2,5 Stunden mit dem Auto für vier Leprakranke in einem Dorf und da hinten stirbt das Kind an einer Pneumonie, das glaube ich nicht!" Doch, genau so war es. Klar, dass man dann Probleme kriegt mit vertikalen Programmen und zum deutschen Aussätzigen Hilfswerk geht und sagt: „Das kann nicht euer Ernst sein, das geht doch nicht." Da haben die gesagt: „Wir sammeln aber nur für Lepröse". Da hab ich gesagt: „Dann müsst ihr das halt ändern." Also: Es gab gute Gründe diese vertikalen Programme mit großen Fragezeichen zu versehen.

Wirksamkeit

Haben wir Erfolge oder haben wir Misserfolge? Das ist schwierig und eine Frage der Betrachtungsweise. Aber ich denke, im Gesundheitsbereich haben wir seit langem hohe Standards der Wirkungsbeurteilung. Der Doppelblindversuch war lange Zeit der Standard um zu sehen, funktioniert was oder nicht. Diese Standards sind in den letzten zwei Jahren durch *Evidence Based Medicine* noch einmal angehoben worden. Das sind eigentlich Standards, die wir anlegen und die wir auch gerne anlegen würden. Aber wenn jetzt einer von außen kam und gesagt hat: „Erreicht ihr denn was?" und er kam nicht aus dem Medizinbereich, dann haben wir gesagt: „Ja, wir glauben schon, halt dich raus, du verstehst nichts davon, wie man so was misst." Wir haben uns tatsächlich immer gewehrt gegen Wirkungsbeurteilungen, weil wir wussten, dass eine Wirkungsbeurteilung eine dermaßen ernst zu nehmende und aufwändige Sacho ict, dacc wir dac entweder richtig machen oder gar nicht. Deswegen haben wir uns mit Proxy-Indikatoren zufrieden gegeben und haben ein einziges Mal den Versuch gemacht, zu sagen, können wir uns in der deutschen EZ nicht auch irgendwie leisten, einen ernsthaften Versuch der Verlaufsbeobachtung und des Vergleichs zu machen. Da haben wir einen Interventionsbereich und einen Bereich ohne Intervention und bringt das Ganze was? Und wir haben es ja heute beim Kollegen Neuvians gehört, jawohl und das ist eben leider die Quintessenz: Solange wir da sind, erreichen wir eine ganze Menge, keine Frage. Das kann man durch Berichte, Hinweise, auch ein paar Daten sehen. Während wir anwesend sind, passiert eine ganze Menge. Es werden mehr Geburten betreut, mehr Operationen durchgeführt, die *Outpatient*-Zahlen gehen hoch, die Impfzahlen gehen hoch usw. Wir unterstellen, dass das dann schon auch ein Beitrag zur Verbesserung der Gesundheit der Leute war. Aber wir haben es nirgendwo bewiesen, weil das in unserem Kontext nicht möglich ist.

Gleichzeitig gibt es meines Wissens nur eine einzige Evaluierung in unserem Bereich, wo wir zehn Jahre nach Beendigung eines großen Projektes in Benin, wo wir auch über 15 Jahre in zehn Landkreisen waren, mal geguckt haben: Ist denn noch was da? Die Feststellung war: Es ist nichts mehr da. Aber es war nicht nur die Feststellung, es war nichts mehr von uns zu sehen, sondern wir haben es als Vorwurf serviert bekommen. Und damit habe ich immer noch ein Problem, denn es war schon einerseits ein bisschen die Hoffnung, dass ein bisschen was übrig bleibt, aber auf der anderen Seite war doch immer klar: Wir auf unser Ebene und mit unserem *Input*, wie sollen denn da nachhaltige Strukturveränderung rauskommen? Nein, wir arbeiten auf der einen Ebene und es müssen andere auf anderen Ebenen dafür sorgen, dass sich die Rahmenbedingungen so ändern, dass hier was Nachhaltiges passiert.

Aber nicht nur das ist nicht passiert, das Gegenteil ist passiert. Das klingt wieder so als Naturereignis. Nein, die Strukturanpassungsprogramme der Weltbank haben heftigst Strukturen zerstört, haben es noch schlechter gemacht, als es war. So dass unsere Möglichkeit, nachhaltige Wirkung zu erreichen, noch viel schlechter war, als zu den Zeiten, wo wir angefangen haben und deswegen haben wir wenig erreicht, sehr viel weniger, als wir erhofft hatten.

Die Aufgaben in der Heimat

Wo stehen wir? Wir stehen da: 40 % der Weltbevölkerung leben von unter zwei Dollar pro Tag, erstens. Zweitens: 2% der Weltbevölkerung verfügen über 50% des Weltvermögens. Was mir hier ein bisschen zu kurz gekommen ist bei unserer Diskussion, ist die Verbindung zwischen der Situation hier und der Situation in den Entwicklungsländern. Ich war 1974 zum Englisch lernen in London und da musste man ein kleines Referat halten und da habe ich ein Referat gehalten über *The Limits to Growth.* Das heißt, die Studie Dennis Meadows – *Club of Rome* – war gerade eineinhalb Jahre alt und das war das Thema. Man hat schon damals gewusst, dass es bei gleichbleibendem Konsum nicht ewig so weiter gehen kann. Das war auch immer Thema, aber jetzt hat sich das verschärft in den letzten Jahren. Ich finde, wir müssen dazu finden, nicht mehr über die Entwicklungsländer zu reden, sondern wir müssen über die Welt reden. Wir müssen über die Klimakatastrophe und über die Ressourcenverschwendung reden und müssen sagen, wenn wir heute ernsthaft dafür plädieren, dass z.B. in Kenia die Gesundheitsversorgung besser werden soll, zu Lasten wovon denn? Denn es lässt sich nicht alles endlos erweitern. Es ist für meine Begriffe erschütternd, dass in der derzeitigen Wirtschaftskrise, die wir haben, in der Finanzkrise, auch nicht andeutungsweise das quantitative Wachstum in Frage gestellt wird. Es ist das Einzige, der Heilsbringer, wieder auf ein neuerliches Wirtschaftswachstum mit höheren Steuereinnahmen zu hoffen, das dann das Problem lösen wird. Auch nicht andeutungsweise wird das als Chance begriffen, zu sagen: Vielleicht sollten wir die Gelegenheit mal nutzen und sagen, wir müssen sowieso mit viel weniger auskommen, können wir nicht mal anfangen, die Umverteilung etwas stärker zu diskutieren. Aber das ist hier leider politisch nicht möglich. Ich möchte es hier trotzdem erwähnen, denn ich halte das für einen ganz wichtigen Punkt für die zukünftige Diskussion.

In der deutschen Szene habe ich keine Zweifel, dass es nötig ist, die deutschen Instrumente zusammen zu spannen, d.h. KfW, GTZ, DED und InWent. Denn es gibt zwar den politischen Willen und die politischen Vorgaben, dass wir enger zusammenarbeiten sollen, aber solange die Institutionen ihre eigenen Verfahren, ihre eigenen Generaldirektoren, ihre eigenen Eitelkeiten haben, wird es nicht funktionieren. Oder andersrum: Der Abstimmungsaufwand ist dermaßen groß, dass die Transaktionskosten weg müssen und die Läden zusammengelegt werden müssen. Es muss eine neuerliche und ehrlichere Reflektion über die Entwicklungszusammenarbeit und ihre Möglichkeiten angestoßen werden. Und ich bin einigermaßen erschüttert, wenn es hochmögende Leute gibt – vor nicht allzu langer Zeit Easterly[34], ein Ex-Weltbankmitarbeiter – die sagen: „Hört mit eurer Entwicklungshilfe auf." Ich bin erschüttert, wenn ich das nicht nur lese, sondern sehe in einem Laden wie dem DED: Es ist kein Thema so ein Buch und da sage ich: Es wird höchste Zeit, dass wir die Dinge diskutieren. Gleichzeitig denke ich, sollten wir durchaus weiter machen. Nur unsere Ansprüche sollten sinken, bzw. wir sollten realistischer werden, aber das heißt nicht: Hört auf mit dem, was wir machen, nein, sondern weiter machen, besser machen, experimentieren, aber die Ansprüche der Realität anpassen und so letztendlich mehr erreichen. Vielen Dank.

Diskussion

Walter Bruchhausen: Das war wirklich ein sehr offener und ehrlicher Rückblick und ein ebenso engagiertes Plädoyer. Was sagen die Zeitgenossen?

Stefan Schubert: Ich möchte Ihnen erst einmal ganz herzlich danken. In vielen Hinsichten, gerade globales Denken, haben Sie mir richtig aus der Seele gesprochen. Wir haben z.B. in Leipzig eine Städtepartnerschaft Addis Abeba-Leipzig ins Leben gerufen und ich plädiere immer für Voneinanderlernen, einen irgendwie intellektuellen Nord-Süd Dialog zu führen, dass man nicht unsere Fehler nachmacht, die man mitunter bei den Städteentwicklungen gemacht hat.

Aber ich habe eine ganz andere Frage und das betrifft auch unsere Vorredner. Es wurde ja viel von *Primary Health Care* gesprochen. Welche Erfahrungen liegen auf vorderer Ebene mit Kooperation und Konfrontation mit der *Traditional Medicine* vor? Damals, als ich gerade in Äthiopien war, waren 70% der Einwohner über Straßen nicht erreichbar. Das hat sich ein bisschen geändert, nachdem die Chinesen nun dort Autobahnen bauen. Wenn ich damals WHO-Vorgaben folgte, da hieß es Kooperation, keine Konfrontation. Unsere Studenten sagten, wenn ich einen *Local Healer* aufsuche, würde ich erschossen, weil ich als Konkurrent angesehen würde. Im Sudan gab es ganz andere Er-

[34] Easterly, William, The white man's burden. Why the West's efforts to aid the rest have done so much ill and so little good (New York: Penguin Press 2006), deutsch: Wir retten die Welt zu Tode- Für ein professionelleres Management im Kampf gegen die Armut (Frankfurt/M.: Campus 2006).

fahrungen, dass auch *Local Healers* einbezogen wurden und die, wenn sie einen syphilitischen Primäraffekt erkennen, auch Penicillin spritzen durften. Sie überblicken ja jetzt die lange Zeit, hat sich das geändert? Ist die traditionelle Medizin weniger oder mehr von Bedeutung nach dem *Primary-Health*-Konzept? Welche Erfahrung gibt es mit positiver Kooperation? Oder ist das eher ein kompliziertes Problemfeld mit Konfrontation?

Winfried Zacher: Es ist seit eh und je ein Thema, das sehr schwierig und komplex ist. Ich habe auch meine eigenen Erfahrungen gemacht und ich habe auch versucht, diese später immer weiter zu geben. Die Erfahrung war: Die Patienten selektieren sowieso. Bei uns in Tansania kamen doch 95% der Erkrankten ins Krankenhaus, nachdem sie beim *Traditional Healer* waren, was an der Scarifikation ohne weiteres zu erkennen war. Selbst manche eingeklemmten Hernien waren noch da gewesen. Aber die meisten schon nicht mehr, denn die Leute hatten schon gelernt, da nützt dir der *Traditional Healer* nichts mehr. Es gab sehr wohl ein Wissen und eine Arbeitsteilung: Das können die und das können die nicht. Selbst in dem Bereich für den wir im Tropenkurs sensibilisiert worden waren, wie psychosomatische Beschwerden usw. Da saßen wir im *Outpatient Departement*, da kam ein Lehrer mit psychischen Problemen an, wo wir gesagt haben: „Ich glaube, da bin ich nicht so gut, was hältst du denn davon, wenn du zum traditionellen Heiler gehst?“ Und da hat er gesagt: „Weißt du was, da war ich jetzt acht Wochen, deswegen komme ich ja zu dir.“ Es gab immer wieder Versuche auch der aktiven Kooperation, auch in den letzten Jahren noch in Namibia, gerade in Bezug auf HIV/Aids mit den traditionellen Heilern – auch gerade wegen der Scarifikation. Ich denke, das sind Systeme, da sollten wir nicht den Versuch machen, sie aktiv zu torpedieren. Alle Versuche, die ich von Entwicklungshelfern kenne, da sehr aktiv darauf zuzugehen und das zu integrieren, sind über kurz oder lang im Sande verlaufen. Der Grund: Wir sind eine objektive Bedrohung für diesen Beruf beziehungsweise deren Business und von daher denke ich, ist es ausgesprochen schwer da ernsthaft zu kooperieren. Aber es gibt durchaus Beispiele, wo das eine Weile auch geklappt hat. Das heißt, man muss sehr gezielt hinschauen, es gibt keine Pauschalantwort.

Stefan Schubert: Es gab auch Erfahrung bei uns in der Bevölkerung mit Naturheilmedizin und Homöopathie.

Rainward Bastian: Ich möchte zunächst bestätigen, Herr Zacher: Das haben Sie sehr schön geschildert, wie wir von einem Optimismus getragen wurden. Ich war, bevor ich dann für längere Zeit ins Difäm eintrat, in Kolumbien, habe dort meine Familie besucht. Ich hatte vorher nur intensiv Afrika kennen gelernt, und mir gingen plötzlich die Augen auf. Kolumbien ist 15, 20 Jahre vor Afrika. Ich war erschrocken über das Chaos um mich herum, aber es war klar, Nichtregierungs-Organisationen waren präsent, es tat sich viel in der Gesellschaft. Meine Bilanz sieht insgesamt doch anders aus. Es ist richtig, dass sich viele Faktoren verschlechtert haben: Aids, Bevölkerungszahl, Strukturanpassung, Sackgassen, in die Länder geraten sind, Bürgerkriege. Aber es gibt eindeutig sehr wichtige positive Faktoren. Ich war, nachdem ich 1977 von Mbozi wegging, 1985 wieder im Land. Das Thema Masern war weggefegt. Masern war eine wahnsinnige Geschichte. Wir hatten in unserem Krankenhaus bis zu 70 Kinder gehabt, von denen wahrscheinlich 10% starben, und es war schlicht weg. Die Diarrhö-Geschichte bei Kindern war Anfang der 70er Jahre grauenhaft. 1985 war sie weg. Ein dritter Faktor 1985, ich traute meinen Augen nicht, jede Person baute selber etwas an. Vorher wurden diejenigen belächelt, die anfingen, Landbau neben ihrem Beruf zu machen. Jeder tat was. Ich hatte neulich die Gelegenheit, die Tagebücher unserer Oberschwester von 1974 zu lesen und war in die Zeit zurückversetzt. Ich war verstört, was damals in der Geburtshilfe war, ebenso bei Masern usw. Vor kurzem traf ich eine Frau, die mit 38 Jahren geheiratet hat und aus der Region stammt. Wenige Jahre später starb ihr Mann an Aids. Sie hatte noch auf den Test gedrängt, das hat er nicht gewollt. Sie hat dann den Test gemacht, und sie war positiv. Für sie war das Leben zu Ende. Sie sagte, da kamen schon die Leute zu ihr, um sich zu verabschieden. Sie hatte nicht die Fähigkeit, darüber zu sprechen. Obwohl sie Mitarbeiterin der Kirche in der Frauenarbeit war, war sie gefangen in der Situation, in der sie war. Dann nahm sie an einer internationalen Frauenkonferenz in Nairobi teil und entdeckte, wie andere Frauen mit ihrer Situation umgehen. Sie kam zurück und sagte ihrer Kirche: „Ich habe Aids“, in der Erwartung rauszufliegen. Aber die Kirche hat gesagt: „Dich brauchen wir, du bist ein wichtiges Instrument der Heilung unseres Unvermögens darüber zu sprechen. Jetzt hat sie zehn Personen, zwei Kinder, zwei Männer und Frauen, die offen darüber sprechen. Die Frau bekommt seit mehreren Jahren bereits die Aidstherapie – der *Global Fund* – und es ist in der Situation, wo ich 1971 an verschiedene Stellen absolut verzweifelt war. Die Frau darf weiterleben, sie kann über ihre Situation sprechen, die Kirche sagt: „Du bist das Instrument unserer Heilung.“ Das ist eine wesentliche Änderung. Ich denke, *Primary Health Care* kann nicht erzwungen werden und es kann auch schlecht organisiert werden. Aber die Kraft der Gruppen von Frauen und Männern, die sagen, wir müssen etwas tun, das hat sich in Afrika wesentlich gewandelt und hat jetzt sehr wohl in Afrika den Grad erreicht, den es in den 1980er Jahren in Indien hatte. Eine Art von Selbstorganisation und eine Kraft, die wirksam wird und die die Lücken füllt, die der Staat nie ersetzen kann. Auch gerade diejenigen, die sagen, die Kirche ist mir zu eng, haben häufig die Motivation, eine Selbsthilfeorganisation zu gründen und mitzumachen.

Dr. Rüdiger Finger

wurde 1941 in Tübingen geboren, studierte 1961–1967 Medizin in Bonn und promovierte dort 1968. Er bildete sich in Allgemein- und Unfallchirurgie weiter, u.a. in Ifakara/Tanzania, 1975 erfolgte die Anerkennung als Facharzt für Chirurgie. 1976 – 1978 war er als *Consultant Surgeon* für *Service Overseas* und den *East African Flying Doctor Service* in Moshi/Tansania am *Kilimanjaro Christian Medical Centre* (KCMC), dem *Referral and Teaching Hospital* von Nordtansania tätig.

Nach der Oberarztzeit wurde er 1985 Chefarzt in Linz am Rhein und blieb dies bis 2000. Seitdem ist er in einer Privatpraxis für Chirurgie sowie Tropen- und Reisemedizin in Remagen niedergelassen tätig – wenn er nicht auf einem der wieder zahlreicheren Auslandseinsätze weilt.

Als tropenmedizinische Zusatzqualifikationen absolvierte er 1970 den Baseler Diplom-Kurs in „*Tropical Medicine*", erwarb 1980 die Zusatzbezeichnung „Tropenmedizin" und nahm 1997 am Kurs „*Tropical Epidemiology*" in Heidelberg teil. 1981 und 1982 wirkte er für die GTZ beratend an der Abfassung des Lehrbuchs „*Primary Surgery*" durch Prof. Maurice King am *Nyeri Hospital* in Kenia mit. Er ist Mitglied der Deutschen Gesellschaft für Tropenmedizin und Internationale Gesundheit (DTG) seit 1978, begründete 1992 die Deutsche Tropenchirurgische Gesellschaft (DTC) mit und hat für sie an zahlreichen Veranstaltungen mitgewirkt. Später wurde er auch Mitglied ausländischer Partnerorganisationen, nämlich 1997 der *Association of Rural Surgeons of India* (ARSI) und der *International Federation of Rural Surgery* (IFRS) 2007.

Ab 1989 baute er eine bis 2003 von ihm organisierte langfristige Krankenhaus-Partnerschaft zwischen Thiès/Senegal und Linz auf und pflegte sie durch regelmäßige Besuche sowie Weiter- und Fortbildungen für Chirurgen und OP-Personal. Seine Kurzzeiteinsätze umfassen Tätigkeiten für die GTZ in Kenia, die Malteser im Südsudan und in Ruanda, HELP, KfW und *Cooperation Belge* in Ruanda, Komitee Ärzte für die Dritte Welt in Indien, MSF in Sri Lanka, Äthiopien, Sierra Leone und Kongo, *Senior Expert Service* (SES) in Uganda, Benin, Indien, Kenia und Kongo, EPOS im Senegal, Hammer Forum und DAAD in Tansania, Difäm im Kongo, InWent in Uganda sowie an einem Missionskrankenhaus auf Nias/Indonesien.

Er ist einer der engagiertesten und erfahrensten deutschen Vertreter der operativen Versorgung unter einfachen Bedingungen, wie nicht nur seine zahlreichen Einsätze, sondern auch seine Vorträge und Publikationen dazu belegen.

Ausgewählte Beiträge und Vorträge

- Operative Medizin in Entwicklungsländern - Exotik oder Lernbeispiel? in: Curare 3 (1980) 153-158.
- Vorträge auf den (z.T. internationalen) Symposien der DTC, u.a.:
    - Perioperative Ernährung im Rahmen der Abdominalchirurgie, Ulm, 19.10.1996.
    - The Influence of psychologic and cultural factors in the cooperation with African colleagues, Wolfratshausen, 2.10.1997.
    - The dilemma of surgical standards in Africa, Hamburg, 17.5.2003.
    - Qualitätsstandards in der Chirurgie der Nothilfe, Wolfratshausen, 30.9.2006.
    - The concept of basic surgical care, Jena, 14.11.2009.

Primary Surgery: Die Entwicklung der operativen Medizin

Walter Bruchhausen: Rüdiger Finger habe ich zum ersten Mal bei meinem ersten Krankenpflegepraktikum 1982 im Malteser-Krankenhaus hier in Bonn erlebt. Da gab es einen chirurgischen Oberarzt, der mit den Anästhesisten in Konflikt geriet, weil diese ihm vorwarfen, dass er eine Lumbalanästhesie vorgenommen hatte. Die Anästhesisten sagten, dass dies ein anästhesiologisches Vorrecht wäre, und er erwiderte: „Das hat in Afrika bei uns ein angelernter Junge getan." Später war ich dann, als er schon Chefarzt in Linz am Rhein war, bei ihm Assistenzarzt. Er ist eingeladen, weil er – wie kaum ein anderer – eine Lanze für die kurative Versorgung vor allem im operativen Bereich bricht. Er ist Gründungsmitglied der Deutschen Gesellschaft für Tropenchirurgie (DTC), die schon seit vielen Jahren einen Versuch der Kooperation mit verschiedenen afrikanischen und auch – sehr erfolgreich – indischen Kollegen zum Konzept der Distriktchirurgie verfolgt. Von all dem wird er uns jetzt berichten.

Zur Umsetzung des Konzepts „Chirurgische Grundversorgung" – deutsche Beiträge seit „Primary Surgery"

Rüdiger Finger: Vielen Dank für die Möglichkeit, hier als sozusagen kurativer Außenseiter sprechen zu dürfen. Ich möchte mit einem Zitat beginnen: „The common perception that surgical care is merely a luxury in poor countries must be reconsidered and its essential role in global public health must be acknowledged. Anything less will ensure that the morbidity and mortality endured by millions of people in poor countries unable to access surgical care will continue to remain invisible to the rest of the world." Die operative Medizin in armen Ländern wird also immer noch als eine Art Luxus betrachtet. Diese Sichtweise muss dringend revidiert werden. Die wichtige Rolle der operativen Medizin – ich spreche nie von Chirurgie, sondern von operativer Medizin, weil sie eben sehr viel umfassender ist als Chirurgie alleine –, diese wichtige Rolle der operativen Medizin im globalen öffentlichen Gesundheitswesen muss anerkannt werden. Alles andere würde bedeuten, dass Mortalität und Morbidität von Millionen Menschen in armen Ländern, die keinen Zugang zu operativen Dienstleistungen haben, für den Rest der Welt unsichtbar bleiben.

Zum aktuellen Stellenwert und Leistungsstandard der chirurgischen Grundversorgung muss gesagt werden, dass es leider keine exakten epidemiologischen Daten gibt – über die chirurgischen Erkrankungen, die chirurgischen Indikationsstellungen, die *unmet needs* und auch das Leistungsniveau der Gesundheitseinrichtungen. Lediglich der ungedeckte steigende Bedarf und seine Belastungen, wie er im *Global Burden of Disease (GBD)* – ein Begriff, der leider in der Tagung noch nicht genannt wurde – und wie er auch in den *DALYs*, den *Disability-adjusted Life Years*, ausgedrückt wird, sind in ihrer Größenordnung schätzbar oder kalkulierbar. Die chirurgisch behandelbaren Krankheiten machen zurzeit 12% des *GBDs aus. DALYs* – das wissen Sie vielleicht – sind eine Addition von *Years of Life Lost (YLL)*, also verlorenen Lebensjahren durch Tod, und verlorenen Lebensjahren durch *Disability*, also Behinderungen. Global kann man sagen, dass es in Asien die meisten *DALYs* gibt, aber in Afrika sind sie bezogen auf die Bevölkerung am höchsten. Es muss auch die Hochrechnung (der WHO) genannt werden, dass im Jahr 2020, also in 11 Jahren, chirurgische Indikationsstellungen für bis zur Hälfte des *GBD* ansteigen werden. Das ist eine Größe, die Vielen, glaube ich, nicht bekannt ist.

Im *Global Burden of Diseases* machen wie gesagt, operative Indikationen zurzeit 10–12% aus,

38% davon alleine Unfallverletzungen – mit steigender Tendenz (durch die stark zunehmenden *Road Traffic Accidents (RTAs)* vor allem in den Entwicklungsländern,

19 % Malignome,
9 % Missbildungen,
6 % Schwangerschafts-Komplikationen,
5 % Katarakte (Grauer Star),
4 % perinatale Indikationen,
19 % andere.

Entscheidend ist aus all dem die Schlussfolgerung, dass Chirurgie mit anderen prioritären Interventionskategorien vergleichbar ist, wie z.B. Impfungen. Die WHO hat hochgerechnet, dass im Jahr 2020 mehr Todesfälle, Morbidität und *Disability* durch Verletzungen *(Injuries)* verursacht werden als durch *Communicable Diseases*, also Infektionskrankheiten. Man stelle sich diese Verschiebung in der Pathologie vor! Betrachtet man dann noch die Verteilung der externen finanziellen Hilfe (nach Michau & Murray 1994)[35] für die einzelnen Sektoren:

US-$ 50,00 für Lepra

---

[35] Michau, C./Murray, C.J.L., External assistance to the health sector in developing countries: a detailed analysis, 1972–1990, in: Murray, C.J.L./Lopez, A.D. (Hg.) Global Comparative Assessments in the Health Sector. Disease Burden, Expenditures and Intervention Packages (Genf: World Health Organization 1994) 157–169.

6,90 für Erblindungsursachen
4,00 für Aids/HIV/sexuell übertragbare Krankheiten
0,15 für akute Atemwegserkrankungen,
und entdeckt dabei, dass nur noch gerade einmal
0,01 Dollar für *Injuries*
übrig bleibt, dann ist dieses Missverhältnis mit rationalen Kategorien nicht mehr zu erklären.

Hinzu kommen ein enormer, anhaltender Mangel an Chirurgen – z.B. nur 105 für die 40 Millionen Einwohner Tansanias – und ihre ungleiche Verteilung. Schon Allgemeinärzte sind zu 50% in den Städten tätig, bei den Chirurgen sind es aber 80–100%, die in Städten tätig sind. Wir haben es nach wie vor mit einem immensen internen und externen *Brain Drain* zu tun. Die einzigen Chirurgen, die noch in *Rural Areas* arbeiten, sind diejenigen in Missionskrankenhäusern, also in der Regel *White Expatriates*. Das hat zur Folge, dass Chirurgie, operative Medizin, inklusive der oft sehr komplizierten Notfallchirurgie, von unerfahrenen Ärzten und *Paramedics* durchgeführt werden muss, wird oder versucht wird. Diese Krise der *Manpower* wird im *Lancet* „Africa`s neglected surgical workforce crisis“ genannt.[36] In diesem Artikel wird auch sehr folgerichtig darauf hingewiesen, dass spätestens seit der vehement geforderten und zunehmend durchgeführten flächendeckenden ARV [*Anti-Retroviral*]-Therapie für Millionen von HIV-Infizierten mit ungewisser Prognose nicht mehr vertretbar ist, dass chirurgische Notfalleingriffe mit in der Regel wesentlich günstigeren Prognosen aus gesundheitsökonomischen Gründen abgelehnt bzw. hinten an gestellt werden. Ich hoffe, ich provoziere Sie hiermit genügend.

Ich komme damit schon zum ersten Fazit und mache es damit einmal umgekehrt wie sonst. Ich stelle meine Schlussfolgerungen an den Anfang: Es gibt einen enormen ungedeckten chirurgischen Bedarf insgesamt, angesichts von alleine 80% nicht operierten Notfällen. Der operative Sektor wurde Jahrzehnte lang übersehen oder unterbewertet und kaum in das PHC-Konzept integriert. Er weist daher jetzt eine eklatante Leistungsschwäche mit immensem Nachholbedarf auf, gerade angesichts der eben genannten ansteigenden Anforderungen. Und es muss noch mal unterstrichen werden, dass *Essential Surgery* kosteneffektiv ist und den Armen dieser Welt nutzt, so der Kopenhagen Konsensus 2008.[37]

Ich möchte Sie nicht länger auf mein zweites Fazit warten lassen. Es betrifft den Abbau der deutschen personellen Entwicklungshilfe im Bereich der operativen Medizin. Wir haben hier als Wendepunkt die Zeit Anfang der 1980er

---

[36] The Lancet 371 (2008) 627.
[37] URL: http://www.copenhagenconsensus.com/Home.aspx, Nr. 21.

Jahre, als das Handbuch *Primary Surgery*, auf das wir zu sprechen kommen, erschienen ist. Wir haben chirurgische Entwicklungshilfe durch AGEH, DÜ, DED, GTZ, CIM, also die offizielle deutsche personelle Entwicklungshilfe mit einem Quasi-Gipfel um die 1980er, noch bis knapp in die 1990er Jahre, dann mit einem rasanten Abfall bis jetzt zu unter „Fernerliefen". Das wird zum Teil durch Einsätze aus der Nothilfe kompensiert, DRK, MSF, MHD usw., was aber Kurzzeiteinsätze sind. Es ist hinzuzufügen, dass diese Nothilfe-Organisationen zunehmend auch Langzeiteinsätze als Vakanzbesetzung für die quasi permanent defizienten Gesundheitsdienste durchführen. Es gibt Langzeitprogramme für Fistelchirurgie, für Osteomyelitis usw. Man hat erkannt, dass alle diese Gesundheitsprobleme, die unter *Neglected Diseases* laufen, sehr lange vernachlässigt worden sind und einen großen sozioökonomischen *Impact* haben. Auch SES muss hier genannt werden, der *Senior Expert Service*, mit dem ich privat sehr viel unterwegs bin und nicht zuletzt auch private ärztliche Organisationen wie das Hammer Forum, das immerhin pro Jahr bis zu 200 Einsätze in verschiedenen Ländern macht, aber sehr spezialisiert, in der Regel kinderchirurgisch.

Ich komme jetzt zu den historischen Aspekten meines Themas, das war ja gefragt. Was ist passiert? Um die deutschen Beiträge in den letzten 30 Jahren bewerten zu können, müssen wir die Ereignisse, besonders die Chirurgie-relevanten oder kurativmedizinisch relevanten Ereignisse, Revue passieren lassen. Mit dem Umbauprozess der kolonialen, postkolonialen Zentrumsmedizin wurde in der Regel direkt nach Erhalt der Unabhängigkeit in den Ländern begonnen. Dann kam – wie schon mehrfach erwähnt – Ende der 60er Jahre die Entwicklung des PHC-Programms unter Federführung der *Christian Medical Commission*, damit verbunden eine verständliche kritische Distanz zur Krankenhausmedizin und auch zum kurativen Dienst insgesamt. Bekannt sind die Aufrechnungen: Kosten für ein Krankenhaus mit 200 Betten seien genauso hoch wie für 15 *Health Centres*. Diese sind jedoch um 10–20mal effektiver als dieses Krankenhaus. Die Hauptmaxime von *Public Health* seit dieser Zeit, „Low Cost, Broad Coverage Intervention", ist immer noch gängige Praxis – und auch zu Recht, keine Frage. Aber auch die Chirurgie kann sich hier durchaus einfügen.

Es hat sie tatsächlich gegeben, diese weißen Elefanten, wie zum Beispiel das Heinrich-Lübke Krankenhaus im Senegal. Anachronistisch genug, dass noch bis in die 1990er Jahre hinein solche Großprojekte mit viel Geld rehabilitiert und erst in den letzten Jahren fertig gestellt wurden. Ich darf nicht ausrechnen, was man mit diesem Geld hätte machen können, z.B. wie viele Distriktkrankenhäuser man damit auf akzeptablen Stand hätte bringen können. In der Tat können dezentrale kleine Einheiten wie die Distriktkrankenhäuser als erste Referenzebene, sofern sie funktionell sind, einen größeren Wirkungsgrad erzielen. Und wir Tropenchirurgen waren nie Befürworter von zentralen Großprojekten. Wesentlicher Bestandteil der PHC sind selektive vertikale Gesundheitsprogramme – wir haben es zur Genüge gehört, trotzdem gehört es hier hin. So haben z.B. die Programme für Mutter und Kind Gott sei Dank selbst in Afrika erfreulicherweise Erfolge gezeigt, jedenfalls dort, wo sie eine enge Anbindung an funktionierende kurative Einrichtungen haben. Allerdings wissen Sie auch, dass diese vertikalen Programme keinen fördernden Einfluss auf die Leistungsfähigkeit von kurativen Diensten haben.

Gesellschaftspolitische Ambitionen dieser damaligen Zeit, Anfang der 70er Jahre, gingen aber noch deutlich weiter. Selbstbestimmung, Partizipation, Medizin für das Volk durch das Volk – große Ansprüche! Die anfänglich enthusiastischen Forderungen, Strategien, v.a. von China her inspiriert, sind inzwischen den mehr pragmatischen Konzepten gewichen oder in diese integriert worden. Als kleine Reminiszenz, heute auch schon erwähnt, sei auf das Handbuch der chinesischen Barfußdoktoren verwiesen, von denen ja berichtet wird, dass sie heldenhaft die Notfalloperationen in den Hütten der Patienten durchgeführt haben, u.a. eben auch Kaiserschnitte, natürlich erfolgreich.

Der eigentliche Umbruch – wie auch schon mehrfach erwähnt –, der Paradigmenwechsel kam mit Erscheinen des Buches *Medical Care in Developing Countries* von Maurice King, Ersterscheinung 1966: die rote Bibel, wie sie auch genannt wird. Wir haben sie tatsächlich wie einen Bestseller verschlungen und verinnerlicht. Wir haben auch, glaube ich, eine ganze Generation von Entwicklungshelfer-Ärzten in dieser Zeit geprägt. Diese „Medizin der Armut" wurde in besonderer Weise von den kirchlichen Diensten propagiert und Maurice King war auch hier einer der Hauptwortführer. In der Alma Ata-Deklaration schließlich wurde kurative Medizin noch erwähnt. Man weiß allerdings bis heute nicht, was man unter *„appropriate treatment"*, also angemessene Behandlung von „*Common Diseases and Injuries*" zu verstehen hat.

Der Ansatz „Dezentralisierung", *Primary Health Care*, war sicher in dieser Zeit folgerichtig. Aber oft kam es auch zu Fehleinschätzungen der Notwendigkeiten. Chirurgie kann zwar unter einfachen Bedingungen durchgeführt werden, es braucht aber Know-how dazu. Die Distriktkrankenhäuser werden in der Regel bis heute noch mit Jung- und Hilfsärzten besetzt, die Chirurgie wird dann also von diesen Hilfskräften, oft Autodidakten, durchgeführt. Es gibt viele, die sich auch diese vakante Domäne aneignen, Schwestern, Pfleger, *Dressers* usw., die es einfach versuchen. Dabei müssen 80% der Notfalloperationen in diesen Distriktkrankenhäusern durchgeführt werden. Man kann sich ausmalen mit welchen, zum Teil sehr hohen „iatrogenen" Komplikationsraten. Und leider hat sich zusätzlich die Zahl nicht durchgeführter Notfalloperationen von 80 – 90% auch nicht verändert.

Nicht unberücksichtigt lassen darf man in dem Zusammenhang die zunehmend große Grauzone des informellen Marktes besonders in Afrika. Es ist deprimierend zu sehen, wie Medizin z.T. vermarktet wird. Ich komme gerade aus dem Kongo zurück, es geht alles in diese Richtung. Jeder, der irgendwie mit „Nadel und Faden“ umgehen kann, operiert irgendwo, macht irgendwas, weil es eben keine Dienste gibt. Es ist eben auch eine Ersatzhandlung und – man sieht natürlich, man möchte überleben – Existenzsicherung. Es gibt diesen riesigen informellen Markt, gerade im Bereich operative Medizin.

Gravierende Fehleinschätzung ist auch, dass die chirurgische Grundversorgung mit „kleiner Chirurgie“ verwechselt wird. Chirurgische Grundversorgung bedeutet nicht das Herunterstufen, das *Downgrading,* der bei uns üblichen Maximalversorgung, sondern eine bedarfsangepasste, deutliche Erweiterung des operativen Spektrums, nämlich um die Fächer Anästhesie, Gynäkologie, Allgemeinchirurgie, Urologie, Unfallchirurgie, Augenheilkunde, Hals-Nasen-Ohren, plastische Chirurgie .... – nur um die Wichtigsten zu nennen. Damit sind aber Examensabgänger und Hilfskräfte in der Regel deutlich überfordert.

Die Infrastruktur mag veraltet und einfach sein: Solange sie funktionell ist, sollte sie auf diesem Stand erhalten werden. Aber nicht in jeder Hütte und von jedem operativen Laien kann eine angemessene Intervention erwartet werden, auch wenn sich über die Definition „angemessen“ diskutieren lässt.

Viel gravierender ist der Fakt, dass immer noch die Bilanz des Bedarfs und des Angebotes so weit auseinander klaffen. 225 Kaiserschnitte müssen durchgeführt werden, es werden aber nur 25 durchgeführt, von 30 eingeklemmten Leistenhernien werden nur vier operiert. Diese Zahlen stammen zwar schon von Mitte der 80er Jahre,[38] sind aber von neueren Studien leider so bestätigt worden. Diese bedrückende Situation führte Ende der 70er Jahre zu einem deutschen Projekt *Primary Surgery*. Es gilt hier Herrn Korte besonders zu danken, dass er damals die Initiative ergriffen hat, dass es ihm gelungen ist, keinen geringeren als Maurice King zu gewinnen, um dieses Handbuch in drei Bänden zu schreiben, das in Kenia zwischen 1978 und 1984 zusammengestellt wurde. Maurice King konnte viele Experten dazu gewinnen und hat die Erfahrungen hier gebündelt, in diesem Kompendium für essentielle operative Medizin verfügbar gemacht, gedacht auch für das Distriktlevel, gedacht auch als komplementär zur *Primary Health Care*. Auch der zweite Band, der Trauma-Band, ist exzellent. Die hier als realisierbar dargestellten Stan-

[38] Nordberg, Erik M., Incidence and estimated need of caesarean section, inguinal hernia repair, and operation for strangulated hernia in rural Africa, in: British Medical Journal 289 (14.7.1984) 92-93.

dards werden heute nicht einmal an afrikanischen Universitätskliniken erreicht, vielleicht deshalb, weil *District level standards* von den Spezialisten und denen, die welche werden wollen oder sich dafür halten, fast kategorisch als unter ihrer Würde abgelehnt werden. Das Buch fand gar nicht so viel Anklang, vielleicht weil man zu sehr auf europäische Dinge schielte und sagte, „Seht mal, das ist der Standard!". Leider! Aber trotzdem hat es unter Experten einen sehr guten Ruf und auch unter vielen anderen Kollegen. Es ist weit verbreitet, auch in Indien, jedenfalls im anglophonen Bereich. Ähnlich gut ist auch das *Primary Anaesthesia*-Buch. Auch hier wird Bezug genommen auf einfaches, essentielles *Equipment*, damit überschaubare Kosten. Uns Tropenchirurgen verbindet auch mit dem Arbeitskreis „Anästhesie in Entwicklungsländern", der ähnliche Standards vertritt, eine enge kollegiale Freundschaft.

Erwähnt werden muss in diesem Zug auch das Buch von J. Wacker: *Obstetrics unplugged* oder in Deutsch „Geburtshilfe unter schwierigen Bedingungen", 1994 in Deutsch und 2000 in Englisch erschienen. Ebenso lst das Buch *Medical Practice in Developing Countries* von Krawinkel und Renz-Polster ein exzellentes Buch, 1995 erschienen, leider des Preises wegen eigentlich nur für *Expats* erschwinglich. Diese von Deutschen initiierten, finanzierten oder erarbeiteten Handbücher sind eindeutig wertvolle Beiträge. Wenn aber zur Umsetzung ihrer Inhalte das personelle Engagement fehlt, wie wir in dem Rückbau der deutschen personellen Entwicklungshilfe gezeigt haben, oder durch z.B. die Strukturanpassungsprogramme systematisch abgebaut wird, kann der geringe Wirkungsgrad dieser exzellenten Bücher nur bedauert werden. Die traurige Realität vollzieht sich weiter unbemerkt.

Was haben die deutschen Dritte-Welt-Chirurgen zur Verwirklichung der *Primary Surgery* Philosophie oder Bewegung beigetragen? Was versuchen sie weiter beizutragen? Ende der 80er Jahre entstand in Homburg/Saar ein Arbeitskreis zur Förderung der Chirurgie in Entwicklungsländern, aus dem sich 1992 dann die Deutsche Tropenchirurgische Gesellschaft (DTC) ergeben hat. Das Ziel war ganz einfach, zur Verbesserung der operativen medizinischen Versorgung in Entwicklungsländern beizutragen. Es gab in der Folgezeit fast zweijährig internationale und eigentlich jedes Jahr nationale Symposien und Workshops zu diesen Themen. Und es hat sich parallel zu unserer Fachgesellschaft in Heidelberg auch ein Arbeitskreis „Gynäkologie und Geburtshilfe in Entwicklungsländern" entwickelt, der dann wenige Jahre später zur FIDE, dem Verein oder der Arbeitsgemeinschaf „Frauengesundheit in der Entwicklungszusammenarbeit" geworden ist. Uns verbinden viele gemeinsame Symposien. Unter anderem ist jetzt wieder eines geplant, in Jena vom 12. bis 14. November. Die Interessierten sind zu diesem Joint-Symposium von DTC und FIDE herzlich eingeladen.

Mit dem *Primary Surgery*-Programm, dem deutschen Projekt *Primary Surgery*, war auch eine Beteiligung im Technologie-Sektor vorgesehen. Dies ist jedoch leider rudimentär geblieben. Es ist beschränkt geblieben auf die Krankenhaustechnikerausbildung in Djourbel und Mombasa, eigentlich einseitig auf Reparaturservice ausgerichtet. Es gibt nach wie vor kaum nationale oder länderübergreifende Standards und Betriebswartungssysteme – auch bedingt durch die Konkurrenz der Geber. Ermutigend muss man dann ergänzen, gibt es die Aktivität von TTM (Technologie Transfer Marburg), Aktion Medeor, Fakt, CBM (Christoffel-Blindenmission) und anderen. Auch die Aktivität der Würzburger im Bereich Sterilisation, Labor usw. müssen hier Erwähnung finden. Was fehlt ist eine systematische Forschung für angepasste chirurgische Methoden und Technologien, trotz aller bestehenden Fragestellungen. Offensichtlich fehlen hier die Marktanreize.

Auch die früher hoffnungsvoll angesehene „Appropriate Technology for Health", von der WHO begonnen, ist leider mehr oder weniger im Sande verlaufen. Es hat keine großen Ansätze gegeben. Wenn es hier Initiativen gibt, dann kommen sie in dem Fall einmal von Kollegen aus der Dritten Welt, wie einem Kollegen aus Nigeria, der sich quasi sein gesamtes Handwerkszeug und sein ganzes Setup selbst zusammengestellt hat: OP-Tisch,[39] Sterilisator, alles aus recycelten Materien, ein Wasserdestilliergerät,[40] eine *Pedal Suction Pump*, also eine Fuß-Absaugpumpe, und die Ambulanz. Ein umgebautes Moped ist die ideale Busch-Ambulanz, damit kann man auch auf schmalen Wegen die Kranken transportieren.

Auch dieses *Low Cost External Fixator Project* stammt von Holländern *(Rijcken fixator project)*, nicht von uns. TTM hat einen eigenen Fixateur produziert, der allerdings immer noch zu teuer ist. Der holländische ist wesentlich billiger und liegt bei etwa 200 Euro, was für Afrika immer noch zu teuer ist. Der *Fixateur externe* ist ganz wichtig, offene Unterschenkelfrakturen sind das tägliche Brot, sind Notfalleingriffe, denn hier droht der Verlust der Extremität.

Noch mal zum Ungleichgewicht zwischen PHC und operativer Medizin, am Beispiel einer *Laundry*, einer Wäscherei in einem Distrikt-Krankenhaus in Benin. Es ist deprimierend zu sehen, wie ein alter OP-Pfleger *bare handed*, also ohne Handschuhe, die OP-Wäsche wäscht, wenn man sich vorstellt, dass sich gleich dahinter ein *Public-Health*-Büro befindet, klimatisiert, mit Computer, Bücherei, Küche usw., vor der Tür ein moderner Geländewagen. Wenn man die-

---

[39] Africa Health 16 (1994) 17-19.

[40] Tropical Doctor 23 (1993) 173-174 zu einem von der National Agency for Science and Engineering Infrastructure preisgekrönten Projekt.

ses Ungleichgewicht sieht, ist das nicht nur grotesk, ich halte es schon für obszön.

Ebenso bedrückend ist die Tatsache, dass viele Notfalloperationen deshalb nicht durchgeführt werden, weil die Patienten einfach kein Geld haben. Seit *Cost Recovery* gibt für viele Leute nicht die Mittel und die Menschen ziehen es dann vor, irgendwo zum *Traditional Healer* zu gehen. Wir haben deswegen nicht umsonst schon 1995 bei unserem ersten tropenchirurgischen Symposion hier in Bonn darauf hingewiesen, dass bei Patienten, die sich in lebensbedrohlichen, nur durch eine Operation beseitigbaren Zuständen befinden, eigentlich die Menschenrechtsforderung besteht, dass man ihnen diese Eingriffe nicht vorenthalten darf.

Distriktchirurgie

Anliegen der DTC war es von Anfang an, Distriktchirurgen auszubilden, weil sich die gesamte kurative Medizin ja als erstes Referenzlevel auf die Distriktkrankenhäuser fokussierte. Wir haben damit auch angefangen. Es gab diverse Tagungen, in Berlin 1994 das erste Expertengespräch zum Thema Distriktchirurgie-Ausbildung. Herr Razum hat dies damals moderiert, es war vom Berliner Senat und der DSE (Deutsche Stiftung für Entwicklungsländer, heute Inwent) organisiert und finanziert. Wir haben uns dann im Dezember 1996 zu Curriculumgesprächen mit den Vertretern aus dem anglophonen Afrika und zwei Jahren später aus dem frankophonen Afrika getroffen. Leider sind unsere Hoffnungen, die damals sehr groß waren, nicht wie Bäume in den Himmel gewachsen. Als einziges Land hat Uganda die Vorschläge aufgegriffen und wollte ein Distriktchirurgen-Ausbildungsprogramm etablieren. Kurz vor Beginn des Kurses – die zehn Trainees waren schon vor Ort und wollten eben Distriktchirurgen werden – ist dies dann in einen *Master of Medicine in Integral Medicine* umfunktioniert worden, später – noch während des Kurses –umgemodelt in *MMCP*, in *Master of Medicine in Community Practice*. Man hat alles, was möglich war, in diesen Ausbildungsgang hineingepresst, u.a. auch ein bisschen Chirurgie. Aber es war nicht das, was wir eigentlich wollten.

Wir haben es dann noch einmal versucht. Nach Beendigung des ersten Kurses nach drei Jahren wollten wir den Absolventen ein Nachbetreuungsprogramm zu Gute kommen lassen. Das ist damals an der deutschen Bürokratie gescheitert. Inzwischen sind diese Ausbildungskurse ganz fallen gelassen worden. Sie wandelten sich – unter Beteiligung von Deutschen und Amerikanern – in sogenannte *Master of Medicine in Family Health*, eine andere Form von Allgemeinmediziner, Tendenz Richtung privat praktizierender Hausarzt.

Die DTC unterstützt intensiv die WHO „*Global Initiative for Emergency and Essential Surgical Care*" (GIEESC), die für eine fundamentale Änderung im

Verständnis wirbt, dass nämlich *Primary Health Care* und *Tertiary Care Surgical Facilities* nicht als einander ausschließend zu betrachten sind, sondern zusammengehören.[41] Es gibt ja auch Beispiele, dass das funktionieren kann. Wichtig ist, dass die WHO erstmals auch definiert, was eigentlich angemessen ist und klare Anweisungen gibt. Gleichzeitig appelliert sie an das *Commitment* der Regierungen und stellt klare Forderungen für Minimalstandards auf.

Ganz schnell noch zum brisanten Thema „Verkehrsunfälle", das oft nicht realisiert wird. Ich hatte es vorhin schon angedeutet, *Road Traffic Accidents* sind ein „*Major-Public-Health*-Problem". 25% aller Todesfälle sind durch diese Verkehrsunfälle bedingt, mit steigender Tendenz und mit stark ungleicher Verteilung: Sie ereignen sich (pro Kfz) 14 – 20mal häufiger in Entwicklungsländern. Im nächsten Jahr, 2010, werden die Kosten zur Behandlung dieser Unfallfolgen bereits 20% des Gesundheitsbudgets ausmachen.

Fachärzte in operativen Disziplinen

Hier sind die Zahlen operativer Fachärzte im östlichen Afrika:

Tabelle 2: Anzahl operativer Fachärzte im östlichen Afrika

	Kenya	Tanzania	Uganda	Zambia	Mozambique	Malawi
Population	32 mio	35 mio	25 mio	11 mio	18 mio	12 mio
Surgeons	316	150 = 1: 260.000	>100	77	59 (41 ex-pats)	15
General	230	105	63	50	35	9
Orthopaedic	27	15	18	10	25	4
ENT	23	8	8	5	-	-
Neurosurgery	13	3	2	3	6	
Plastic	7	-	-	1	3	-
Cardiothorax	6	3	2	2	1	-
Vascular	2	1	-	-	-	-
Urology	8	10	5	3	5	1
Paediatric	7	5	2	3	2	1
% Urban	90%	90%	80%	80%	90%	100%

[41] WHO, Surgical Care at the District Hospital (2003).

In Tansania gibt es demnach insgesamt 150 operative Fachärzte, davon nur 105 Allgemeinchirurgen und 15 Unfallchirurgen, die meisten sitzen am Schreibtisch. Im Vergleich dazu Kuba,[42] ich muss das hier einmal nennen.

Tabelle 3: Vergleich der Arztanzahlen in Kuba und Tansania

Specialists	Cuba	Tanzania
General Surgeons	1703	105
Pediatric Surgeons	194	5
Orthopedic Surgeons	1296	15
Neurosurgeons	250	3
Urologist	407	10
Vascular Surgeons	301	1
Maxillofacial Surgeons	247	0
Plastic Surgeons	229	

Das sind die Zahlen für Kuba, verglichen mit den tansanischen Werten. Sie sehen diese unglaubliche Diskrepanz. Man fragt sich, warum schafft es ein Land, das eben nur 11 Millionen hat, im Vergleich zu Tansanias 40 Millionen, so etwas zu Stande zu bringen? Es gab in Kuba – das ist vielleicht die *Carry Home Message* – nie die Trennung, die unglückliche Dichotomie zwischen *Primary Health Care* und *Tertiary Care*. Sie haben alles gleichzeitig vorangetrieben und haben damit heute vorzeigbare gute Ergebnisse. Ein exzellent ausgetüfteltes *Trauma Care System* innerhalb der Krankenhäuser. Und sie übertreiben nicht, wenn sie sagen, dass sie für diese Situation in der Entwicklung präpariert sind.

Rural Surgery

Zurück zu den traurigen Realitäten in den meisten Ländern, die eben keine Gesundheitspolitik für alle haben, v.a. nicht für die Armen. Diese gibt es vielleicht modellhaft unter der Federführung der *ARSI (Association of Rural Surgeons of India)* in Indien, wo man jetzt mit dem Training für *Rural Surgery* begonnen hat. Zusammen mit ihnen gab es 2007 eine Tagung der *International Federation of Rural Surgeons* in Tansania, eine Gesellschaft, in der Deutschland mit der DTC auch Mitglied ist. Es geht um die Überbrückung dieser Diskrepanz zwischen den *available ressources* und den *surgical needs*. Die Inder haben eben heraus gearbeitet, dass es unsinnig ist, das westliche medizini-

[42] Cuban Ministry of Public Health (2005).

sche System zu übernehmen, weil es die Bevölkerung quasi ärmer macht, und haben deswegen die Chirurgie an die ländlichen Bedingungen angepasst. Das ist das System, wie wir es uns auch als DTC-Chirurgen gedacht hatten, mit Rotationssystem usw. Leider konnten wir das nicht realisieren.

Future needs, was wäre nötig?

- *Text Book of Rural Surgery*, ein Handbuch, das noch kompakter als *Primary Surgery* wäre;
- *Faculty Development Programs*;
- *Standardized courses in Basic Surgical Skills and Trauma*;
- *Identifying experts for evaluation, TOT (Training of Teachers), examiners;*
- *Methodology for final summative examination.*

Es wäre nötig, unabhängigen, bedürfnisorientierten Medizinjournalismus zu fördern, wie es der ARSI Newsletter unter Dr. S. K. Baasu, Rural Medicare Centre in New Delhi, tut.

Die DTC verfolgt Dialog und Visionen zu verschiedenen Aufgabenfeldern:

- *OT-Rehabilitation and Standardising Program (nation-wide; ATH (Appropriate Technology for Health);*
- *Mobile Maintenance Team (preventive);*
- *Hospital Technician Training (ATH);*
- *OT Technical Assistant Training;*
- *District (Rural) Surgeon Training;*
- *Research and Training Center for appropriate Technology for Rural Surgery;*
- *Surgical Skill Lab (for Training at all levels).*

Besonders wichtig wären Zentren, wo man „*Appropriate Technology*“ für *Rural Surgery* erforscht, weiter betreibt und darin ausbildet, ein *surgical skills lab*, wenn man so will.

Entscheidend aber für alles ist, dass wir den Menschen, um die es geht, die eben keinen Zugang zu den Versorgungszentren haben, diese Verfügbarkeit ermöglichen. Unsere Philosophie: "Take care of all the patients who need emergency and essential surgical care“. Dass das nicht nur Visionen bleiben sollen, das hoffe ich und bedanke mich für Ihre Geduld.

Klaus Gördel: Der Vortrag zur operativen Versorgung hat mir als Laie gezeigt, dass das Verhältnis von Notfallchirurgie zu *Primary Health Care* wirklich ein Thema für ein weiteres Symposion wäre. Ich muss sagen, Sie [Herr Finger] haben mir die Augen geöffnet, da ist wirklich Diskussionsbedarf.

Schlussdiskussion

Walter Bruchhausen: Ich bin sehr froh darüber, dass diese Tagung offensichtlich Anstöße gibt und Perspektiven erweitert. Wenn sich entwicklungsmedizinische Symposien wieder etablieren – es hat ja hier in Bonn ein entwicklungsmedizinisches Forum bei der Karl-Arnold-Stiftung über viele Jahre gegeben, das dann leider eingeschlafen ist –, wäre dies sicher auch für Studierende, für den Nachwuchs sehr hilfreich.

Ich möchte aber auch einladen zu dem, was zunächst aus unserer Sicht als Einladende vom Medizinhistorischen Institut und in Zusammenarbeit mit GTZ und BMZ die eigentliche Absicht dieser Tagung war: zu einer breiteren zeitgeschichtlichen Erforschung des Bereichs der deutschen Entwicklungszusammenarbeit im Gesundheitssektor, für die einige Anregungen aus ihrer Sicht gekommen sind. Ich denke, wenn man besonders die Zeitzeugengespräche im Detail durchgeht, wird man viele Einzelthemen bekommen. Aber in der Abschlussdiskussion wäre ich dankbar, wenn Sie im Rückblick auf die zwei Tage ein paar große Linien aus Ihrer Perspektive formulieren würden.

Ingar Brüggemann: Bei unserer ganzen Diskussion zur Koordination und Kooperation möchte ich noch mal darauf zurückkommen, wo die entscheidende Schnittstelle zwischen uns – und da bin ich natürlich im Moment ein Advokat für die WHO – und denen liegt, die wir Partner nennen. Mir scheint, dass wir leicht in Gefahr sind, uns im Bereich der Details zu sehr Sorgen zu machen und Ängste zu artikulieren, während wir den ersten großen Schritt, nämlich der gemeinsamen *Health Policy*, nicht genug herausarbeiten. Mir ist oft klar geworden, dass auch die WHO mal gut, mal weniger gut, mal nicht so gut und mal sogar schlecht ist. Aber wir haben nur die eine, das heißt, wir haben nur einen wirklich internationalen Akkumulationspunkt. Meine Frage ist, ob es wert wäre, dies einmal zu diskutieren. In den Diskussionen mit den Partnern, die ich ja nun selber oft geführt habe, schien es mir immer für eine nationale und vor allem bilateral funktionierende Organisation sehr schwer zu sein, sich wirklich dahinter zu stellen. Denn jeder hat im Grunde natürlich eine eigene Perspektive. Aber ich frage mich doch, ob es nicht möglich wäre, sich zu einigen, dass man bestimmte Dienste möchte oder in dieser Richtung arbeiten will. Das haben wir so oft in den Diskussionen über eine bessere Koordination zwischen den verschiedenen UN-Organisationen gehört: Es läuft im Detail nicht, jeder hat seine eigene Administration etc. Wir wissen alle, wie verwirrt die Länder durch unsere verschiedenen Forderungen werden. Mein Schlusssatz: Lässt sich die Diskussion um die Umsetzung einer gemeinsamen Gesundheitspolitik nicht als Ansatz und Startpunkt genauer definieren und von den verschiedenen Partnern akzeptieren?

Marion Hulverscheidt: Ich wollte noch einmal als Historikerin und als diejenige, die sich mit dem Tropeninstitut in Hamburg beschäftigt hat, anmerken: Mir ist der Punkt Ausbildung und Vorbildung aufgefallen. Denn diejenigen, die jetzt hier einerseits als Vertreter von Entwicklungshilfeorganisationen, andererseits als diejenigen, die selber in der medizinischen Entwicklungshilfe waren, sitzen, hatten davor doch sehr disparate Lebensläufe. Es gibt so einen Kristallisationspunkt, ab 1974 mit dem Kurs in Heidelberg, davor in Hamburg. Ich finde es aus der historischen Perspektive interessant sich anzuschauen, wie denn die Ausbildung verlief, was es gab, was es nicht gab, ob die Menschen nur mit einem Satz von Albert Schweitzer im Ohr und dem Büchlein in der Tasche nach Afrika geschickt wurden oder sich selbst fortbilden mussten, oder ab wann es einen Standard gab. Dabei besteht natürlich die Schwierigkeit, dass Zeitzeugen die letzten 30 Jahre überblicken können, aber nicht die Zeit davor. Die andere Hypothese, die ich nach dieser ganzen Diskussion um *Global Fund* und vertikale und horizontale Programme im Kopf habe, wäre, ob denn jetzt nicht eigentlich über die vertikalen Programme die Tropenmedizin wieder drin ist und es nicht mehr um *Primary Health Care*, sondern wieder um die Tropenmedizin geht.

Iris Borowy: Wenn ich meine zweite Historikerperspektive noch hinzufügen darf: Was ich mir gedacht habe, ist, dass hier tatsächlich die unterschiedlichen Motivationen und auch unterschiedlichen Interessen zentral sind. Wenn Sie [Frau Brüggemann] sagen, man müsste sich anschauen, warum nicht mehr Leute mit der WHO zusammengearbeitet haben oder wie man das verbessern könnte, so ist festzustellen, dass es schlicht nicht alle wollten. Wir haben hier Vertreter von ganz verschiedenen Organisationen gehabt, die aus den Ländern selber waren gar nicht da. Aber die haben ja auch sehr unterschiedliche Interessen. Wir haben ein Konglomerat von unterschiedlichen Interessen. Dazu gehört der Idealismus der Leute aus den 60er Jahren, den ich sehr gut nachempfinden kann, aber dazu gehören natürlich auch Interessen im Kalten Krieg, wie gesagt wurde, es war einfach Politik und verfolgte verschiedene politische Interessen. Dazu gehört natürlich das koloniale Erbe mit dem Filter im Kopf. Dazu gehören die Interessen von Gruppierungen und von Regierungen vor Ort, die natürlich in erster Linie irgendetwas haben wollen, womit sie für sich Eindruck machen können. Ich finde es interessant, dies zu systematisieren und zu schauen, wo hier Leute aus den unterschiedlichen Interessen an dem gleichen Projekt arbeiten, aber z.T. vielleicht auch gegeneinander arbeiten. Ich sehe hier einen Kernpunkt, warum nicht so viel herauskommt, wie es sich viele Leute erhofft haben.

Klaus Fleischer: Ich bin dankbar, dass Sie die Ausbildung im gesamten Feld der EZ ansprechen. Ich denke, dass sie in Deutschland relativ gut erreichbar ist, ich denke, dass sie besser strukturiert werden muss. Aber der eigentliche Ansatz ist und bleibt für mich die Weiterbildung der örtlichen Kollegen draußen, die es bitter schwer haben, nach einem mühsam erreichten Grundstudium an ihrer Heimatuniversität eine Weiterbildung zu bekommen. Das ist nämlich für viele der eigentlich kaum erreichbare Knackpunkt. Die Weiterbildungen sind miserabel organisiert, und sie sind vor allem extrem teuer. Wir können da sowohl im formalen wie im informalen Bereich etwas tun. Wenn es draußen besser werden soll, dann müssen wir die Ortskollegen stärken, natürlich auch die Pflegekräfte, und dort entsprechende Fachkurse einführen und dabei helfen.

Rolf Korte: Ich fand die Tagung hochinteressant, gerade weil sie so diverse Beiträge aus den verschiedenen Bereichen hatte. Es ist sicherlich jetzt die Frage, wie man das irgendwie zusammenbringt, wie man daraus Hypothesen formulieren kann oder wie man weiterarbeiten will, mit welchem Co-Ziel. Offensichtlich muss man irgendwie fokussieren. Wenn ich einen Wunsch äußern darf, was ich besonders interessant finde: Was hindert die sehr verschiedenen Akteure in Deutschland daran, stärker zusammen zu arbeiten? Winfried Zacher hat schon ein flammendes Plädoyer für die Zusammenlegung abgegeben. Dem würde ich mich voll inhaltlich anschießen, vielleicht aus einer etwas anderen Motivation, weil ich es für untragbar halte, dass man uns außerhalb Deutschlands eigentlich überhaupt nicht mehr versteht und wir damit nicht international anschlussfähig sind. Das führt mich dann zum nächsten Thema oder Wunsch. Ich fände es interessant, uns einmal auch über die Zeitachse unsere internationale Verknüpfung anzuschauen. Der historische Trend ist ja, dass die Personalsituation, also deutsche Mitarbeiter in der WHO, über die letzten dreißig Jahre abwärts gegangen ist, nicht einmal konstant geblieben ist, sondern abwärts ging. Wir haben dort keinen einzigen Mitarbeiter mehr auf Direktorenebene, geschweige denn auf höchster Ebene. Woran liegt das? Wäre es nicht auch im Interesse von uns allen, hier eine engere Verknüpfung zu haben? Denn das, was wir hier diskutiert haben, wird natürlich auch draußen diskutiert und ich glaube, es ist wichtig, dass wir für unsere Diskussion auch die Diskussion draußen aus erster Hand kennen, nicht nur aus irgendwelchen Veröffentlichungen. Was da hinter steht, also *pars pro toto* das kleine Scharmützel hier zum *Global Fund,* überrascht mich überhaupt nicht, weil ich das von überall her kenne. Aber es bestimmt natürlich unsere Fähigkeit, auch auf solche Ressourcen konstruktiv zuzugreifen, diese in Zukunft zu nutzen und das Anliegen des BMZ – das BMZ investiert ja sehr viel in diesem Bereich – auch von unserer Seite zu unterstützen.

Hans-Jochen Diesfeld: Ich sehe jetzt zwei Dilemmata: Ausbildung und – Sie [Herr Korte] haben es angesprochen – *Global-Fund*-Scharmützel. Der *Global Fund* macht es der deutschen Regierung einfach, Entwicklungshilfe in großer Menge zu liefern und ein gutes Gesicht zu machen, ohne sich dabei anzustrengen. Die ganze personelle Expertise, die sich im Laufe der Jahrzehnte angesammelt hat – auch wenn sie jetzt schon z.T. jenseits von Gut und Böse sind – und die auch immer noch neu angesammelt wird, ist verschwendet, wenn es keine Möglichkeit gibt, über personellen Einsatz diese Expertise weiter zu tragen, sei es in internationalen Organisationen, wo wir hoffnungslos unterrepräsentiert sind, sei es in irgendwelchen Projekten oder Programmen irgendwo und wenn es nur Noteinsätze oder langfristige Einsätze sind. Das ist die eine Seite. Die andere Seite ist die Ausbildung in den Ländern selbst. Ist das unser Bier? Müssen wir uns engagieren, dass dort die Ausbildung gemacht wird? Wenn ja, brauchen wir dazu die Experten. Wenn wir der Meinung sind, dass es Sache der Länder selbst ist, die Experten selber auszubilden, sollte das mal zu Ende gehen, weil wir ja jetzt schon seit 40 Jahren erzählen, was zu machen ist. Wenn wir uns weiterhin vorwiegend mit 300 Millionen in internationalen Großtöpfen verewigen, verlieren wir innerhalb kürzester Zeit die Expertise, überhaupt noch mitreden zu können. Ich glaube, das Problem hatten wir schon vor vielen, vielen Jahren. Damals haben wir in der deutschen Ärztekammer in Berlin einen eigenen Workshop darüber gemacht, zu dem wir die ehemaligen deutschen Studenten aus Afrika eingeladen haben. Wir haben damals festgestellt, dass die Expertise, die sich beim DED und sonstigen Diensten angesammelt hat, vergeudet wird. Ich habe das damals so formuliert: Wo bleibt die Brutpflege auf professionellem Gebiet? Das war also schon in den 1980er Jahren ein Thema und ist nach wie vor brennend.

Wolfgang Bichmann: Ein ganz kleines Wort zu dieser letzten Diskussion, in der es ja ein bisschen darum geht, wie wir uns besser für die Zukunft organisieren – was ja nicht Tagungsthema war. Vor einem Vierteljahr fand anlässlich einer WHO-, BMZ- und GTZ-Diskussion in Berlin ein Symposium statt, auf dem es auch eine Runde mit den Vertretern der heute wichtigen forschenden Institute gab. Da war es ähnlich. Jeder hat für sich geklagt und würde gerne haben, dass er mehr Geld bekommt. Aber niemand war bereit, da die Führung zu übernehmen. Wenn wir jetzt in die geschichtliche Perspektive gehen, muss man den Fokus erweitern. Man darf nicht nur mit den Stake-holdern, den direkt Betroffenen reden. Man müsste mehr organisationssoziologisch und institutionenökonomisch sehen, wie denn im BMZ – und vielleicht nicht nur im BMZ, sondern in der deutschen Bundesregierung – Entscheidungen über Prioritäten gefällt wurden, die ja dann auch dazu geführt haben, dass Gesundheit eine geringere Priorität bekommen hat als andere Sektoren. Nur wenn man das mit hinein nimmt, kann man das historisch aufarbeiten.

Helmut Görgen: Die Idee, die ja von Walter Bruchhausen stammt, nämlich die beiden Bereiche Historiker und Soziologen einerseits und Fachleute und Akteure der Entwicklungszusammenarbeit andererseits zusammenzubringen, war außerordentlich gut, sehr fruchtbar. Ich war beeindruckt von den Ergebnissen beider Tagungstage. Inhaltlich meine ich, dass das Thema, das wir am längsten und am heftigsten diskutiert haben, nämlich *Primary Health Care* und der fehlende Erfolg bei der Umsetzung, nach wie vor das Hauptthema ist. Es muss meines Erachtens unbedingt und intensiv aufgearbeitet werden, in verschiedenen Dimensionen, von historischen Aspekten bis hin zu ganz praktischen. Denn *Primary Health Care*, diese Strategie mit der Problematik bei der Umsetzung, ist – nicht nur aus historischen Gründen, sondern für die Zukunft – in der Debatte horizontal-vertikal, in der Debatte um Effizienz der finanzstarken privaten Fonds usw. so wichtig. Was wir daraus lernen können, finde ich absolut vorrangig.

Und ich möchte noch eins daran hängen, weil es nach meinem Verständnis ein Bestandteil von *Primary Health Care* ist: Das ist die Chirurgie unter erschwerten Bedingungen. Das Thema kam jetzt leider am Schluss zu kurz, weil alle schon erschöpft waren und die Zeit nicht mehr ausreichte, es zu vertiefen. Aber ich glaube, der Bereich *unmet needs* im Bereich *surgery* ist sehr groß und ein Bestandteil von *Primary Health Care* in jeder Hinsicht, sodass dies dringend einer Aufarbeitung bedarf. Bei all meinen letzten Missionen, in denen ich tätig war, waren zum Beispiel die Straßenunfälle ein ganz vorrangiges Problem. Alle Länder sind überhaupt nicht darauf vorbereitet. Das ist ein spezifischer Bereich, den ich ganz dringend aufzuarbeiten empfehle, auch in einem Forschungsprojekt, das vielleicht folgen wird.

Angelika Schrettenbrunner: Nur eine ganz kleine Zusatzbemerkung zur letzten Präsentation über die operative Versorgung. Was mir dabei auffiel, ist – vielleicht weil Chirurgie so technologielastig ist – diese Drittklassigkeit der Medizin. Das hat sich mir in den Bildern aufgedrängt. Ich glaube, dass man sich vielleicht gerade in der Chirurgie dieser Debatte auch vermehrt stellen muss: Ist das eine Drittklassenmedizin, die da angeboten wird?

Rüdiger Finger: Viertklassig!

Angelika Schrettenbrunner: Aber auch die Angebote. Mir ist es nirgendwo stärker aufgefallen – „Medizin für Entwicklungsländer"! –, dass bereits der Titel „für Entwicklungsländer" für mich und mein Empfinden etwas Diskriminierendes hat.

Rüdiger Finger: Das war ein historischer Titel. Chirurgie ist nach hiesigen Maximalversorgungsstandards nicht umzusetzen. Das ist überhaupt nicht möglich. Chirurgie ist durchführbar und sie ist unter sehr einfachen Bedingungen durchführbar, sehr sinnvoll, sehr wirksam und auch mit guten Resultaten. Nur es fehlen das Know-how und ein gewisser minimaler Standard. Der ist nicht so außer Reichweite, als wäre er wesentlich teurer als irgendein anderes Sektorprogramm. Das ist der Punkt, auf den kann man sich einschießen und das umsetzen. Doch wenn die Leute fehlen, die *Teachers of Teachers*, das *Training of Teachers*, dann wird dies nicht umgesetzt und es wird immer beim alten europäischen Modell bleiben: Hier sind die Super-Fachärzte. Dann sind vielleicht in Indien ein paar, die speziell für ländliche Bedingungen trainiert sind, das Vorbild. Aber in Afrika gibt es die noch nicht, man fängt eben erst an. Wir sind gerade dabei zu versuchen, über die Hintertüre noch etwas da hinein zu bekommen. Mit den Distriktchirurgen haben wir es ja nicht geschafft. Die *Minister of Health* haben es abgewürgt, haben es umfunktioniert.

Marcel Dreier: Ich habe einen anderen Punkt. Neben diesen Fragen der politischen Inhalte der Entwicklungszusammenarbeit sind für mich persönlich interessant gewesen: diese vielen nicht immer reflektiven Anspielungen auf die administrativen Praktiken, die Produktion, wie man überhaupt diese Diskussion führt, mit was man überhaupt die Probleme feststellt. Diese Instrumente scheinen sich auch ein bisschen zu verändern, im Wesentlichen die Versiertheit, die Evaluationen. Ich denke, das wäre ein zweites Thema, das sich lohnt anzuschauen: Wie erfolgreich waren die Netzwerkansätze, um überhaupt zu erreichen, was man in der Diskussion als das Richtige herausgeschält hat?

Klaus Gördel: Mir ist aufgefallen, dass eine Perspektive überhaupt nicht angeklungen ist. Ich gebe zu, dass diese Perspektive gegenüber dem Aspekt, der eben erwähnt worden ist, also bilateral versus multilateral, an sich relativ unbedeutend ist. Doch es gibt den Spruch: „Entwicklungshilfe ist keine Einbahnstraße." Das provoziert die Frage: Was lernen wir jetzt? Aus dieser Entwicklung, dieser Gesundheitspolitik, die wir den Entwicklungsländern empfehlen, also Schwerpunkt *Primary Health Care*. Was können wir oder was haben wir als Industrieländer daraus zu lernen? Können wir nicht auch etwas daraus lernen? Oder muss es nicht in Zukunft eine einheitliche Gesundheitspolitik geben, die für alle Welt gleich ist? Oder ist es so, dass wir den Entwicklungsländern eine zweitklassige Politik empfehlen, weil wir meinen, die können es noch nicht, oder es wäre zu teuer für sie? Wie kann man diese Kluft schließen? Es fiel mir auf, dass dies in diesem Kreis überhaupt nicht aufkam.

Inga Brüggemann: Meine kleine Notiz geht in die gleiche Richtung wie das, was Herr Dr. Gördel gerade sagte, nämlich ob wir nachdenken müssen: *Where is the other side?* Wo ist die Stimme der Menschen, über die wir gerade relativ großzügig urteilen? Man müsste – nehmen wir einmal nur die Frage des *Global Fund* –, mehr über die verschiedenen Meinungen wissen, eben auch von der *receiving side*, der anderen Seite. Man müsste auch von dort Diskutanten haben, eher nicht projektbezogene Menschen, dann die sind ja alle positiv infiziert. Ich möchte viel lieber Leute aus den Ministerien, sozusagen aus den Partnern. Die nutzen wir zu wenig für diesen Austausch. Ich möchte darüber nachdenken, wo da eine Möglichkeit liegt. Das ist bestimmt subtil und schwierig, aber ich glaube, dass es auf Dauer nicht ohne geht.

Walter Bruchhausen: Die große Frage ist: Wer ist die andere Seite? Politiker? Das einfache Volk? Die Experten? Das ist sozusagen das, was die Tagung durchzogen hat. An wem orientieren wir uns? Mit wem entscheiden wir, was *needs* sind und was nicht.

Mir bleibt jetzt wirklich nur noch einmal, mich bei allen ganz herzlich zu bedanken!

Programm und Teilnehmende der Tagung
Geschichte deutscher Entwicklungszusammenarbeit im Gesundheitssektor

Interdisziplinäre Tagung des Medizinhistorischen Instituts der Universität Bonn
in Zusammenarbeit mit der
Gesellschaft für technische Zusammenarbeit (GTZ)
25.-26. Juni 2009 in Bonn

Neben den Zeitzeugen und Herausgebern nahmen an der Tagung und der Diskussion der Zeitzeugengespräche teil:

Berit Bethke M.A., Doktorandin der Soziologie, Universität Bielefeld

Dr. med. Wolfgang Bichmann, Abteilungsdirektor Gesundheit, KfW, Frankfurt

Priv.-Doz. Dr. phil. Iris Borowy, Historisches Institut der Universität Rostock

Prof. Dr. phil. Hubertus Büschel, International Graduate Centre for the Study of Culture, Universität Gießen

Marcel Dreier, M.A., Doktorand der Geschichte, Zentrum für Afrikastudien, Universität Basel

Dr. med. Alfred Merkle, ehem. GTZ

Prof. Dr. Young-Sun Hong, Social History, New York State University

Dr. med. Marion Hulverscheidt, Institut für Geschichte der Medizin, Charité Universitätsmedizin Berlin

Dr. med. Michael Knipper, Institut für Geschichte der Medizin, Universität Gießen

Johannes Schmidt, M.A., Doktorand der Sozialgeschichte, Wilhelm von Humboldt-Universität Berlin

Dr. med. Klaus-Peter Schmitz, Leiter des ärztlichen Dienstes und des Gesundheitsreferats, DED (inzwischen GIZ), Bonn

Dr. med. Angelika Schrettenbrunner, GTZ

Programm des ersten Tages der Tagung

(Der zweite Tag ist in diesem Band vollständig dokumentiert, eine Veröffentlichung ausgearbeiteter Beiträge des ersten Tages in einem Aufsatzband ist geplant.)

- Begrüßung durch die Tagungsleiter

- Grußwort eines Vertreters des Bundesministeriums für wirtschaftliche Zusammenarbeit und Entwicklung

- Walter Bruchhausen
  Einführung: Medizingeschichtsschreibung und Entwicklungszusammenarbeit

Der Beginn medizinischer Entwicklungshilfe aus Deutschland – Tropenmedizin, Kalter Krieg und Internationalismus

(Chair und Einführung: Iris Borowy)

- Marion Hulverscheidt
  Ernst Georg Nauck – ein deutscher Tropenmediziner und seine Expertise für die medizinische Entwicklungszusammenarbeit

- Young-Sun Hong
  Medical Aid as a Subject of Cold War History

- Berit Bethke
  Gesundheitserziehung via Bildmedien
  Die Ausstellungstätigkeit des Deutschen Hygiene Museums Dresden in Entwicklungsländern (1950 bis 1980)

Deutsche Instrumente in der Entwicklungszusammenarbeit und Nothilfe

(Chair und Einführung: Michael Knipper)

- Helmut Görgen
  Vorläufer und Anfänge deutscher Institutionen der Entwicklungszusammenarbeit im Gesundheitssektor

- Wolfgang Bichmann
  Der Wandel von der Projekt- zur Programmfinanzierung in der deutschen Entwicklungszusammenarbeit im Gesundheitssektor

- Klaus-Peter Schmitz
  Gesundheitsversorgung in der deutschen Humanitären Hilfe gestern und heute
  Der Link zur Entwicklungszusammenarbeit

Deutsche Akteure im kirchlichen Gesundheitswesen
(Chair und Einführung: Walter Bruchhausen)

- Hubertus Büschel
  Die Inszenierung deutscher kirchlich-medizinischer "Entwicklungshilfe" in Tansania, Togo und Kamerun 1955-1975

- Johannes Schmidt
  Ernährung, Hygiene und Medizin in den Afrika-Repräsentationen bei „Brot für die Welt" von 1959 bis 1974

Die Herausgeber

Walter Bruchhausen, Priv.-Doz. Dr. med., Dipl. Theol., M.Phil., arbeitet am Medizinhistorischen Institut der Universität Bonn. Nach Studium der Medizin, Theologie, *Philosophy of Medicine/Health Care Ethics* und Ethnologie in Bonn, Würzburg und Glasgow war er ärztlich in der deutschen Chirurgie, in der Not- und Wiederaufbauhilfe in Ruanda und Ost-Kongo (1995–1997) und anschließend in Landarztpraxen tätig gewesen. Seit 1998 beschäftigte er sich in medizinhistorischer und ethnomedizinischer Feld- und Archivforschung mit dem medizinischen Pluralismus in Ostafrika, wodurch er sich für „Geschichte, Anthropologie und Ethik der Medizin" habilitierte und den Deutschen Afrikapreis (Förderpreis) 2008 erhielt. Weitere Forschungsschwerpunkte bilden Medizin in der Globalisierung, Theorie und interkulturelle Dimension der Medizinethik, Beziehungen zwischen Religion und Medizin, rheinische Medizingeschichte und seit 2008 die deutsche Entwicklungszusammenarbeit im Gesundheitssektor.

Helmut Görgen, Dr. med., MPH, war 14 Jahre lang vor allem im Rudolf-Virchow-Krankenhaus in Berlin klinisch tätig (FA für Allgemeinmedizin und FA für Anästhesie) und ging dann 1981–1984 als ärztlicher Entwicklungshelfer mit dem DED nach Ruanda. Seitdem blieb er im Bereich der internationalen Gesundheits-Systementwicklung, arbeitete bei der GTZ und qualifizierte sich in Antwerpen zum *Master of Public Health*. Er betreute die Gesundheitsprogramme der GTZ vor allem im frankophonen Afrika und leitete von 1996 bis 2001 das Gesundheitsprogramm in Tansania. Seit 2002 ist er als Gutachter und Dozent für die Evaplan GmbH an der Universität Heidelberg tätig, vor allem für Gesundheitssysteme in Asien.

Oliver Razum, Prof. Dr. med, MSc, arbeitete 3 Jahre im Gesundheitswesen Zimbabwes, davon 2 Jahre als Distriktarzt in einem ländlichen Distrikt (1989–1992). Er promovierte (1994) und habilitierte sich (2002) an der Abteilung Tropenhygiene und öffentliches Gesundheitswesen der Universität Heidelberg. Dort war er auch in der Ausbildung angehender Entwicklungshelfer tätig und unterrichtete im Masterkurs „*Community Health and Health Management for Developing Countries*" (1992–2004). 1994/95 erwarb er den *MSc Epidemiology* an der *London School of Hygiene and Tropical Medicine*. Seit 2004 leitet er die Abteilung Epidemiologie und *International Public Health* an der Fakultät für Gesundheitswissenschaften der Universität Bielefeld. Er forscht zu Migration und Gesundheit sowie zu sozialer Ungleichheit und Gesundheit – in Deutschland und weltweit.

Challenges in Public Health

Im Zeitalter der Globalisierung lässt sich *Public Health* nicht mehr allein innerhalb von nationalen Grenzen betreiben: Pandemien, abnehmende Trinkwasservorräte und steigender Tabakkonsum sind nur einige Beispiele für eine Vielzahl von neuen Herausforderungen, die einen weiter reichenden, internationalen Blick erfordern. Zusätzlich trägt eine einseitig an Wirtschaftsinteressen orientierte Globalisierung zu der weltweit zunehmenden gesundheitlichen Ungleichheit bei. Die Globalisierung eröffnet andererseits aber neue Wege, auch über Staatsgrenzen und große Entfernungen hinweg Wissen und Erfahrungen auszutauschen und gemeinschaftlich zu handeln. Kernpunkte für *Public Health* sind dabei die international vergleichende Analyse von Gesundheitsproblemen und möglichen Lösungsansätzen sowie die wissenschaftlich basierte und gerechte Ausgestaltung von Gesundheitssystemen. Hierzu möchte die Buchreihe *Challenges in Public Health* einen Beitrag leisten.

In times of globalisation, Public Health can no longer be practiced within national borders alone. Pandemics, diminishing drinking water supplies and increasing tobacco consumption are examples of the many new challenges that require a cross-border, international approach. In addition, a globalisation that is narrowly focused on economic interests contributes to growing health inequalities worldwide. At the same time, globalisation offers new opportunities to exchange knowledge and experiences and to collaborate across national borders. Key issues for Public Health are an international comparison of health problems and of possible strategies to solve them, as well as an evidence-based and equitable development of health systems. The book series *Challenges in Public Health* aims to contribute to this endeavour.

Medizin in Entwicklungsländern

Herausgegeben von Prof. Hans Jochen Diesfeld

Band 1 Wolfgang Bichmann: Die Problematik der Gesundheitsplanung in Entwicklungsländern. Ein Beitrag zur Geschichte, der Situation und den Perspektiven der Planung des nationalen Gesundheitswesens in den > Least Developed Countries < Afrikas. 1979.

Band 2 Jens Herrmann: Ambition and Reality - Planning for Health and Basic Health Services in the Yemen Arab Republic. 1979.

Band 3 J.M. Pönninghaus: The Cost Benefit of Measles Immunisation. A Study from Southern Zambia. 1979.

Band 4 Hilde Wander (Hrsg.): Bedingungen und Möglichkeiten der Integrierung bevölkerungspolitischer Programme in die nationale und die internationale Entwicklungspolitik. 1980.

Band 5 M. Heidegger/H.J. Diesfeld/A. Selheim: Demographische und soziale Wirkungen von Familienplanung. 1980.

Band 6 H.J. Diesfeld (Hrsg.): Importierte Krankheiten und ärztliche Untersuchungen vor und nach Tropenaufenthalt. Kongreßbericht über die X. Tagung der Deutschen Tropenmedizinischen Gesellschaft vom 22.-24. März 1979 in Heidelberg. 1980.

Band 7 Alexander Boroffka: Benedict Nta Tanka's Commentary and Dramatized Ideas on "Disease and Witchcraft in our Society". A Schreber Case from Cameroon Annotated Autobiographical Notes by an African on his Mental Illness. 1980.

Band 8 Hartmut Brandt: Work Capacity Restraints in Tropical Agricultural Development. 1980.

Band 9 nicht erschienen

Band 10 Tilman Nitzschke / Donata von Lüttwitz: Annehmbarkeit präventiver und promotiver Maßnahmen eines Health Centre für die Bevölkerung. Dargestellt am Beispiel der ländlichen Gesundheitsversorgung der Vereinigten Republik Kamerun. 1981.

Band 11 H.J. Diesfeld (Ed.): Health Research in Developing Countries. Proceedings of the Joint Meeting of the Belgische Vereniging voor Tropische Geneeskunde, Societé Belge de Medecine Tropicale, the Nederlandse Vereniging voor Tropische Geneeskunde and the Deutsche Tropenmedizinische Gesellschaft. 1982.

Band 12 Axel Kroeger/Francoise Barbira-Freedman: Cultural Change and Health: The Case of Southamerican Rainforest Indians. With special reference to the Shuar/Achuar of Ecuador. 1982.

Band 13 Dorothea Sich: Mutterschaft und Geburt im Kulturwandel. Ein Beitrag zur transkulturellen Gesundheitsforschung aus Korea. 1982.

Band 14 Uwe K. Brinkmann: Onchozerkose in Westafrika. 1982.

Band 15 Peter Oberender/Hans Jochen Diesfeld/Wolfgang Gitter (Hrsg.): Health and Development in Africa. International, Interdisciplinary Symposium, 2-4 June 1982, University of Bayreuth. 1983.

Band 16 Josef Boch (Hrsg.): Tropenmedizin, Parasitologie, Trypanosomiasis, Malaria, Bilharziose, Onchozerkose, Importierte Virusinfektionen, Lepra, Intermediate Technology, Zecken und durch sie übertragene Krankheiten, Immundiagnostik. 1984.

Band 17 Abdin Hamid Shaddad: Anforderungen an Gesundheitseinrichtungen der Basisversorgung im Sudan. Ein Beitrag zur Gesundheitsversorgung und zu baulichen Maßnahmen für die Gesundheitseinrichtungen unter besonderer Berücksichtigung der vorhandenen Ressourcen, der sozialen Verhältnisse und der klimatischen Bedingungen. 1984.

Band 18 Gerhard Heller: Krankheitskonzepte und Krankheitssymptome. Eine empirische Untersuchung bei den Tamang von Cautara/Nepal zur Frage der kulturspezifischen Prägung von Krankheitserleben. 1985.

Band 19 Hans-Jochen Diesfeld / Sigrid Wolter (Hrsg.): Medizin in Entwicklungsländern. Handbuch zur praxisorientierten Vorbereitung für medizinische Entwicklungshelfer. 5. neubearbeitete Auflage. 1989.

Band 20 Verena Kücholl: Soziokulturelle Wege des Heilens. Eine ethnomedizinische Analyse und Interpretation des Samkhya und der Heiltradition der Navajo. 1985.

Band 21 Frank-Peter Schelp (Ed.): Health Problems in Asia and in the Federal Republic of Germany. How to solve them? Proceedings of a seminar on "Techniques and Problems of Intervention Trials in Developing and Developed Countries". 1985.

Band 22 Rolf Heinmüller, Winfried Kern: Primäre Gesundheitsversorgung im südwestlichen Sudan. Eine Feldforschung bei den südsudanesischen Azande zur Evaluierung der Einflüsse des 'Primary Health Care'-Programms auf gesundheitliche Lage und allgemeine Lebensbedingungen. Detailed English Summary. 1987.

Band 23 Andreas Hahold/Axel Kroeger: Krankheitsbewältigung im Andenhochland Perus. Ergebnisse einer Bevölkerungsbefragung. 1986.

Band 24 Georg Kamm / Peter Witton / Hatibu Lweno: Anaesthesia Notebook for Medical Auxilaries. With special Reference to Anaesthesia Practice in Developing Countries. 1980.

Band 25 Alice S. Kuhn: Heiler und ihre Patienten auf dem Dach der Welt. Ladakh aus ethnomedizinischer Sicht. 1988.

Band 26 Wolfgang Bichmann: Community Involvement in Nepal's Health System. A case study of district health services management and the Community Health Leader scheme in Kaski district. 1989.

Band 27 M. Luisa Vázquez / Renate Lipowsky / Axel Kroeger: Malaria und kutane Leishmaniase in Kolumbien. Vorkommen, Volkskonzepte und traditionelle Behandlungsformen. 1989.

Band 28 Heinrich Berg / Axel Kroeger / Carmen Perez-Samaniego / Fernando Malo: Kranke Menschen – krankes Gesundheitswesen? Eine epidemiologische Untersuchung in Nord-Mexiko. 1989.

Band 29 Emmie Ho-Tsui / Margit Urhahn: Medizin und Gesundheitsforschung in Entwicklungsländern. Bibliographie des Instituts für Tropenhygiene 1984-1988. 1991.

Band 30 Thomas Lux: Gespräche mit afrikanischen Krankenpflegern und Heilern. Bilder von Krankheit im Mikrokosmos von Malanville(Benin), 1991.

Band 31 Christopher Knauth: Arzneimittelgebrauch armer Bevölkerungsschichten in städtischen Elendsvierteln Perus. Möglichkeiten und Grenzen der Gesundheitserziehung zum rationalen Arzneimittelgebrauch. 1991.

Band 32 Erhard Hinz: Geomedizinische und biogeographische Aspekte der Krankheitsverbreitung und Gesundheitsversorgung in Industrie- und Entwicklungsländern. 1991.

Band 33 Klaus Hoffmann: Psychiatrie in Afrika. Eine Einführung für Entwicklungshelfer. 1992.

Band 34 Dorothea Sich / Hans Jochen Diesfeld / Angelika Deigner / Monika Habermann (Hrsg.): Medizin und Kultur. Eine Propädeutik für Studierende der Medizin und der Ethnologie mit 4 Seminaren in Kulturvergleichender Medizinischer Anthropologie (KMA). 1993. 2., unveränd. Aufl. 1995.

Band 35 Annette Wiemann-Michaels: Die verhexte Speise. Eine ethnopsychosomatische Studie über das Depressive Syndrom in Nepal. 1994.

Band 36 Christine Loytved: Hebammen in Ozeanien zwischen traditioneller und westlicher Medizin. Weiterbildung traditioneller Hebammen in Westsamoa und Tonga. 1994.

Band 37 Andrea Materlik: Medizinisch-anthropologische Aspekte von Lepra im Amazonas und ihre Bedeutung für die Gesundheitserziehung. 1994.

Band 38 Oliver Razum: Improving Service Quality through Action Research, as applied in the Expanded Programme on Immunization (EPI). 1994.

Band 39 Ulrich Schramm: Einflußfaktoren auf die Akzeptanz von baulichen Anlagen der ländlichen Gesundheitseinheiten in Ägypten. Fallstudie am Beispiel der staatlichen Einheit in Zebeda unter Verwendung der Post-Occupancy Evaluation. 1995.

Band 40 Rainer Sauerborn / Adrien Nougtara / Hans Jochen Diesfeld (Eds.): Recherche sur les systèmes de santé: Le cas de la zone médicale de Solenzo, Burkina Faso. Auteurs: Rainer Sauerborn, Adrien Nougtara, Hans Jochen Diesfeld, Gaston Sorgho, Joseph Bidiga, Lougousse Tiébélessé, Eric Latimer, Roberto Sallier de La Tour, Uwe Brinkmann, Don Shepard. 1995.

Band 41 Rainer Sauerborn / Adrien Nougtara / Hans Jochen Diesfeld (Eds.): Les Côuts Economiques de la Maladie pour les Ménages au Milieu Rural du Burkina Faso. Avec des contributions de Rainer Sauerborn, Adrien Nougtara, Maurice Hien, Issouf Ibrango, Matthias Borchert, Justus Benzler, Eberhard Koob, Hans Jochen Diesfeld. 1996.

Band 42 Erhard Hinz: Helminthiasen des Menschen in Thailand. 1996.

Band 43 Matthias Perleth: Historical Aspects of American Trypanosomiasis (Chagas' Disease). 1997.

Band 44 Christiane Fischer: Über die Effektivität der Dorfgesundheitsarbeiterinnen innerhalb der Nichtregierungsorganisation ACCORD in Tamil Nadu/Südindien. Aktionsforschung im Rahmen der Gesundheitssystemforschung. 1998.

Band 45 Maureen Dar lang: Assessment of antenatal and obstetric care services in a rural district of Nepal. 1999.

Band 46 Julia Katzan: *sòi mendan* – Die Sache mit dem Wasser... Eine medizinethnologische Untersuchung zum Zusammenhang von Wasser und Krankheit aus indigener Sicht. 2001.

Band 47 Catharina Will: Malaria-Selbstmedikation mit Chloroquin in einem hyperendemischen Gebiet (Mali). 2001.

Band 48 Ansgar Gerhardus: Entscheidungsprozesse im Gesundheitssektor. Der Beitrag der Theorie der politischen Ökonomie. 2001.

Band 49 Sylvie Schuster: Der Schwangerschaftsabbruch im Grasland Kameruns. Medizin, Kultur und Praxis. 2004.

Band 50 Sascha Klotzbücher: Das ländliche Gesundheitswesen der VR China. Strukturen – Akteure – Dynamik. 2006.

Challenges in Public Health

Editor: Prof. Dr. Oliver Razum

Band 51 Ulrich Ronellenfitsch: Cardiovascular Mortality among Ethnic German Immigrants from the Former Soviet Union. 2007.

Band 52 Manuela De Allegri: To Enrol or not to Enrol in Community Health Insurance. Case Study from Burkina Faso. 2007.

Band 53 Catherine Kyobutungi: Ethnic German Immigrants from the Former Soviet Union: Mortality from External Causes and Cancers. 2008.

Band 54 Maren Bredehorst: Information Systems for the Rehabilitation of Landmine Survivors. 2007.

Band 55 Sven Voigtländer / Gabriele Berg-Beckhoff / Oliver Razum: Gesundheitliche Ungleichheit. Der Beitrag kontextueller Merkmale. 2008.

Band 56 Oliver Razum / Jürgen Breckenkamp / Pitt Reitmaier (Hrsg.): Kindergesundheit in Entwicklungsländern. 2008.

Band 57 Steffen Fleßa: Costing of Health Care Services in Developing Countries. A Prerequisite for Affordability, Sustainability and Efficiency. 2009.

Band 58 Patrick Brzoska / Oliver Razum: Validity Issues in Quantitative Migrant Health Research. The Example of Illness Perceptions. 2010.

Band 59 Oliver Razum / Anna Reeske / Jacob Spallek (Hrsg.): Gesundheit von Schwangeren und Säuglingen mit Migrationshintergrund. 2011.

Band 60 Olaf Müller: Malaria in Africa. Challenges for Control and Elimination in the 21st Century. 2011.

Band 61 Walter Bruchhausen / Helmut Görgen / Oliver Razum (Hrsg.): Entwicklungsziel Gesundheit. Zeitzeugen der Entwicklungszusammenarbeit blicken zurück. 2011.

www.peterlang.de

Peter Lang · Internationaler Verlag der Wissenschaften

Oliver Razum / Jürgen Breckenkamp / Pitt Reitmaier (Hrsg.)

Kindergesundheit in Entwicklungsländern

Frankfurt am Main, Berlin, Bern, Bruxelles, New York, Oxford, Wien, 2008.
231 S., 16 Abb., 40 Tab.
Challenges in Public Health. Herausgeber: Oliver Razum. Bd. 56
ISBN 978-3-631-58174-2 · br. € 39.80*

Der Rückgang der Kindersterblichkeit in Entwicklungsländern blieb in über 40 Jahren der Entwicklungszusammenarbeit hinter den Erwartungen zurück: Immer noch sterben weltweit jedes Jahr zehn Millionen Kinder unter fünf Jahren. Nur mit neuen Interventionskonzepten lässt sich diese Zahl senken. Dazu gehören vor allem Verbesserungen in der Geburtshilfe und der Versorgung von Neugeborenen. Rund die Hälfte der Todesfälle im ersten Lebensjahr konzentriert sich auf die Minuten und Tage nach der Geburt. Die an Mutter und Kind gerichteten Gesundheitsleistungen müssen integriert werden, um von der Schwangerenvorsorge bis ins Wochenbett den Bedürfnissen von Mutter und Kind besser gerecht zu werden. Eine angemessene Organisation und lokale Anpassung von Sozial- und Gesundheitsdiensten ist dafür Voraussetzung.

Aus dem Inhalt: Kindergesundheit: Begrenzte Erfolge und ihre Ursachen · Gesundheitliche Situation und Handlungsstrategien · Organisation von Gesundheitsdiensten und lokale Anpassung · Gesundheitsberichterstattung und Indikatoren · Ansatzpunkte zur Verbesserung der Kindergesundheit (Gesundheitsversorgung, Human Resources, Ländliche Entwicklung, Ernährung, Wirtschaft und Beschäftigung, Umwelt und Infrastruktur) · Herausforderung für die angewandte Ethik

Frankfurt am Main · Berlin · Bern · Bruxelles · New York · Oxford · Wien
Auslieferung: Verlag Peter Lang AG
Moosstr. 1, CH-2542 Pieterlen
Telefax 00 41 (0) 32 / 376 17 27

*inklusive der in Deutschland gültigen Mehrwertsteuer
Preisänderungen vorbehalten

Homepage http://www.peterlang.de

FSC
www.fsc.org
MIX
Papier | Fördert gute Waldnutzung
FSC® C083411

Kolibri 360 GmbH
Ferdinand-Jühlke-Straße 7
99095 Erfurt, Deutschland
produktsicherheit@kolibri360.de